秦伯未医学丛书

谦斋医案选
秦伯未验方类编

秦伯未◎著

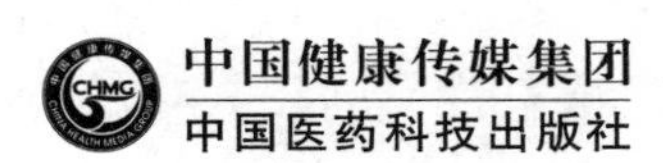

内 容 提 要

本书是著名中医学家秦伯未先生《谦斋医案选》和《秦伯未验方类编》的合集。《谦斋医案选》收录了秦伯未先生内科、外科、妇科、儿科方面的医案并附有秦伯未祖父秦笛桥的医案；《秦伯未验方类编》则是秦伯未先生精选常见病证的有效验方而成，全书分为内科验方、妇科验方、幼科验方、外科验方、急救验方，在每一类下，详列病证的临床表现和验方及应用。

本书内容简明实用，非常适合临床医生、中医院校学生及广大中医爱好者研读参考。

图书在版编目（CIP）数据

谦斋医案选 秦伯未验方类编 / 秦伯未著 .— 北京：中国医药科技出版社，2021.11

（秦伯未医学丛书）

ISBN 978-7-5214-2692-2

Ⅰ.①谦… Ⅱ.①秦… Ⅲ.①医案—汇编—中国—现代 ②验方—汇编—中国—现代 Ⅳ.① R249.7 ② R289.5

中国版本图书馆 CIP 数据核字（2021）第 188336 号

美术编辑 陈君杞

版式设计 也 在

出版 **中国健康传媒集团** | 中国医药科技出版社

地址 北京市海淀区文慧园北路甲 22 号

邮编 100082

电话 发行：010-62227427 邮购：010-62236938

网址 www.cmstp.com

规格 710 × 1000mm $^1/_{16}$

印张 12 $^3/_4$

字数 137 千字

版次 2021 年 11 月第 1 版

印次 2021 年 11 月第 1 次印刷

印刷 三河市万龙印装有限公司

经销 全国各地新华书店

书号 ISBN 978-7-5214-2692-2

定价 36.00 元

获取新书信息、投稿、为图书纠错，请扫码联系我们。

《秦伯未医学丛书》

编 委 会

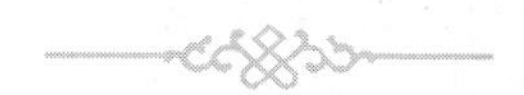

著 秦伯未

辑 吴大真 王凤岐 王 雷 秦 棘

秦 淼 王 雪 范志霞

工作人员（按姓氏笔画排序）

丁志远 于 欣 马石征 王 雪

王 敏 王 雷 王凤岐 王丽丽

王晓曼 王博岩 孙增坤 杜 欣

李 宁 李 顺 李书辉 李剑颖

杨奇君 杨建宇 杨艳卓 吴大真

吴晓川 邱 浩 宋世昌 张 霆

张芳芳 陈丽云 范志霞 金芬芳

周毅萍 胡 蓉 秦 棘 秦 淼

郭新宇 谢静文

代序

壮志未酬遗恨事
立雪无门怅悲思

一

一九七〇年元月二十七日晚上八时，在北京东直门医院内科病房，一位头发苍白、骨瘦如柴、面色憔悴、生命垂危的老人，低微而深沉地说：“人总是要死的，死也不怕，但未能把我对中医学习的得失经验全部留给后人，这是我终生的遗憾，希望你们……”老人的话音渐渐地消失，两目圆睁，心脏停止了跳动，含着无限的遗憾与世长辞。他，就是一代名医秦伯未，近代中医学史上的一颗璀璨的明星。

秦老曾任原卫生部中医顾问、北京中医学院（现北京中医药大学）院务委员会常务委员、中华医学会副会长、国家科委中药组组员、药典编辑委员会委员、农工民主党中央委员等职务，先后担任全国第二、三、四届政协委员。

秦老一生致力于中医事业，对中医学有精湛的造诣，为继承与发展中医学含辛茹苦，为培养和造就中医人才呕心沥血。他学识渊博，经验丰富，尤其擅长写作，在中医学近代史上留下了许多宝贵的著述，从早年集清代二十余名家之《清代名医医案精华》问世，到晚年医理精深的《谦斋医学讲稿》出版，共著书立说达六十余部，计千万字之巨。这些作品，既有继承前人余绪，又有发明古义，昭示后人；既有别出心裁之理论，又有实践依据之心得。在许多报纸杂志上还发表了大量的医文、史话、诗词、歌赋，甚至连《健康报》副刊上的《医林》《诊余闲话》等专栏名称，都出于他的建议。

二

秦老名之济，字伯未，号谦斋。生于一九〇一年农历六月初六日辰时，上海市上海县陈行镇（又名陈家行）人。

秦老因生于农历六月，正值江南仲夏，荷花盛开，故他一生酷爱荷花。曾著有许多吟荷颂荷的诗画作品，常以荷花的“出污泥而不染，一身洁净”自勉。他常告诫我们：“做人要有人格，看病要有医德，贫莫贫于无才，贱莫贱于无志，缺此不可为良医。”他在《五十言怀》中写道：“双梓婆娑认故乡，盈怀冰炭数回肠；已无亲养输财尽，尚有人来乞要忙。远世渐顽疑木石，齐民乏术课蚕桑；休论魏晋纷纭劫，空茸先庐锁夕阳。”一九八一年元月第九次再版的《中医入门》，即以淡雅的荷花为封面，意示对秦老的深切怀念。

一九六九年，秦老以风烛之年，抱病之身，孤独一人度过了在人世间的最后一个生日，在鼓楼大街首都照相馆留下了最后一张照片，所幸被保存下来。在照片的背面写着：一九六九年七月廿九日即农历己酉六月既望摄于鼓楼，谦斋时年六十有九。

三

秦老祖父笛桥，名乃歌，号又词，工诗辞古文，谦擅六法，以余事攻医，活人甚众，声誉颇隆。著有《读内经图》《玉瓶花馆丛稿》《俞曲园医学笔记》等。《清代名医医案精华》中的第十四家，即记其医案三十一篇。秦老父亲锡祺和伯父锡田，均精儒通医。秦老出此门庭，耳濡目染，影响所及，髫龄即读医书，《医学三字经》《药性赋》《脉诀》等启蒙书早已诵熟。并自幼酷爱文学，凡经史子集无所不览。及长就读于上海第三中学。一九一九年进入名医丁甘仁创办的上海中医专门学校深造，他勤奋学习，刻苦自励，每夜攻读，黄卷青灯，不敢稍懈，夜以继日，寒暑不辍，当时已蜚声校内，一九二三年以第二届第一名毕业。有道是“书山有路勤为径，学海无涯苦作舟”，自此奠定了他老人家一生从事中医事业的基础。他在中医领域内博览群书，考诸家之得失，排众说之纷纭，而尤致力于《内经》《难经》《伤寒论》《金匮要略》等经典著作，常以此四本书比为四子书（《论语》《孟子》《大学》《中庸》），他说：“读书人不可不读四子书，中医不可不学《内》《难》、仲景之说，要学有渊源，根深蒂固，才不致成为头痛医头、脚痛医脚的医生。”他还说：“不但要熟读、背熟，还要边读边记，勤于积累，积累的形式则宜灵活，要善于比较、鉴别、分类、归纳。”如上海中医书局一九二八年出版的《读内经记》及一九二九年出版的《内经类证》，即是秦老在多年大量的读书笔记基础上编著而成的。

秦老至晚年，仍时以深厚的感情回忆当年丁老先生的教诲，他常说："初学于丁师门下，丁老首先要求背诵《古文观止》中的二百二十篇文章，每天背一篇，天天如此，尤其是诸葛亮的《出师表》、陶渊明的《桃花源记》、苏轼的《前赤壁赋》与《后赤壁赋》等更是要求背得滚瓜烂熟，一气呵成，当时觉得乏味，却不料古文程度与日俱增，从此博览群书亦觉易也。"所以秦老也希望我们多学文史知识，努力提高文学修养，才能信步漫游于浩如烟海的书林之中。他曾说："专一地研讨医学可以掘出运河，而整个文学修养的提高，则有助于酿成江海。"

名师门下出高徒，与秦老同学者有程门雪、章次公、黄文东等，都成为中医学近代史上的耆宿。中华人民共和国成立前，人称秦伯未、程门雪、章次公为上海医界三杰。程老精《伤寒》之学，又推崇叶桂；章老善于本草，自有独到见解；秦老精于《内经》，有"秦内经"之美誉。

秦老又被誉为诗、词、书、画、金、石、医、药八绝。他早年即加入柳亚子创立的南社，有"南社提名最少年"句，三十岁时，有《秦伯未诗词集》，四十岁时增订补辑为《谦斋诗词集》七卷，凡三百四十又四首。此时大都为览物生感、寄情托意之作，如"人来佳处花为壁，风满东湖绿上亭""千丝新雨碧，一水夕阳深"等句，其长诗功力也深。秦老其书法赵之谦，比较工整，蝇头小楷浑匀流丽，非常可爱，行草不多，隶书推崇杨藐翁，原上海城隍庙大殿上的一副对联即他早年墨迹，笔力精神，跃然可见。绘画也颇见功力，善画梅、兰、竹、菊、荷，20世纪50年代，曾以周总理喜爱的梅、兰、海棠为题，画扇面相赠，不但得到周总理的称赞，而且周总理还以题词回赠，可惜这些珍品也在“文革”中被毁。其对金石铁笔也十分喜爱，20世纪30年代著有《谦斋自刻印》一卷，因是家藏版，流传不多。

秦老出师后，即悬壶诊病，同时在中医专门学校执教，一九二四年任江苏中医联合会编辑，后又创办新中医社，主编《中医世界》，一九二八年与杭州王一仁、苏州王慎轩等创办上海中国医学院于上海闸北老靶子路，初期自任教务，倾心治学，勤于著述，工作常无暇日，读书必至更深。教授方法是基础课先上大课，课后作业，亲自批改讲评，对语文基础差的另请语文教师补课。三年后，转入随师临诊，每晚集中讲授白天所诊病例，或提问学生，或组织讨论，并布置医案作业，批改后相互传阅，最后汇编成册，名曰《秦氏同门集》，与各地交流。其心血之倾注，非同一般，曾有句云：“拼将热血勤浇灌，期卜他年一片红。”二十年间，培养学生不下五六千之众。一九三〇年秦氏同学会出版的《国医讲义》（包括《生理学》《药物学》《诊断学》《内科学》《妇科学》《幼科学》等六种）和上海中医书局出版的《实用中医学》（包括生理学、病理学、诊断学、药物学、处方学、治疗学、内科学、妇科学、外科学、幼科学、五官科学、花柳科学等十二个学科），就是在反复修改的教案及讲稿的基础上产生的。

一九三〇年于上海创办中医指导社，先后参加者不下千余人，来自全国各地，间有少数华侨。每月出版一期刊物，交流学术论著和临床经验，以及医学问题之解答，实为中医函授之先河，对推广中医起了相当大的作用。

一九三八年创办中医疗养院于上海连云路，又于沪西设立分院，任院长。病床百数十张，设有内、外、骨伤、妇、幼各科。并出版《中医疗养专刊》，深得医者及病家信仰。

秦老常以《礼记·学记》中的“学然后知不足，教然后知困”这句话来概括学与教之间的关系。他说许多不解之题是在同学提问的启发下，才得到解决的。直到晚年，他始终坚持在教学第一线，一九六一年以六十岁高龄而亲临讲台，还给我们这一级学生讲了《内科学》中的部分章节，说理透彻，循循善诱，足见其对中医教育事业的赤诚。

四

一九二九年，国民政府的第一次中央卫生委员会议，竟然通过了余云岫等的《废止旧医以扫除医事卫生之障碍案》的决议，提出“旧医一日不除……新医事业一日不能向上”的反动口号，并制定了废除中医的六条措施，强迫中医接受“训练”，禁止宣传中医并不准开办中医学校等，妄图一举消灭中医。消息传开，群情激愤，首先张赞臣以《医界春秋》名义向当时正在南京召开的国民党第三次全国代表大会发出驳斥取缔中医决议的通电，而后全国各地中医组织起来，公推代表在上海商议对策，于三月十七日在上海召开全国医药代表大会，秦老任大会秘书。会后组成了中医“请愿团”，直抵南京强烈要求国民政府取消该项议案。在全国中医界的抗议和人民大众的支持下，国民党当局不得不宣布取消原议案，这次捍卫中医学的斗争取得了伟大的胜利。这就是“三·一七”中医节的由来。在这次斗争中，秦老始终站在最前列，为保存、继承我中华民族的中医学贡献力量。一九六四年三月十六日晚，秦老在北京中医学院附属医院做学术报告时，还兴致勃勃地提到了三十五年前“三·一七”斗争的情况。一九七八年九月八日，由季方同志主持的为秦老平反昭雪大会的悼词中说：“在黑暗的旧社会，中医受到歧视和摧残，他坚贞不屈，对当时反动势力进行了有力的斗争。”即是指这件事而言的。

中华人民共和国成立后秦老即参加革命工作，先在上海第十一医院任中医内科主任。一九五四年冬，当时的卫生部部长助理郭子化受卫生部委托亲自南下，多次到秦老家中，聘请他到原卫生部任中医顾问。他虽不愿远离他乡，但为了中医事业，于一九五五年毅然离沪北上。最初住在北京德内大街74号卫生部宿舍，后来北京中医学院在东直门海运仓落址，秦老为了教学与临床之便，又迁居当时条件极其简陋的中医学院职工宿舍。

五

秦老常用“活到老，学到老，学不了”的苦学精神严格要求自己。他常说：“学识不进则退耳。”20世纪50年代，他已是原卫生部中医顾问时，虽然公务繁忙，仍是每天学习、工作到深夜。他嗜烟，著文构思时往往连吸不释，常在每盒烟吸完后，随手把烟盒展平，记下自己的心得体会，许多文章、书籍的最初定稿，就是在烟盒上蕴育的。他曾诙谐地说：“烟盒比卡片好，既省钱，又不引人注目，开会中、休息时、汽车上，都可顺手拈来，应手写上。”他的名著《谦斋医学讲稿》就是以数百张烟盒的底稿集成的。可惜这些别具一格的医稿，均已付之一炬。

秦老热爱中医事业，把毕生精力与心血献给了中医学，他常说:“如果对自己从事的事业不热爱、不相信、不献身，那是不行的，只有把自己和事业融为一体，方能有所成就。”即便是节假日休息或娱乐时，他也常与医学、看病联系起来，并且经常以生活常识来启发我们的思路。记得一九六三年盛夏，一天晚餐后，全家正在喝茶乘凉时，走进来一位少妇，手里挥舞着檀香扇，顿时香气扑鼻，我们坐在秦老身旁悄然道:“一嗅到这股香气，就有些恶心。”秦老笑道:“这就叫因人而异，对你们来说檀香扇还不如家乡的大蒲扇。中医看病就要因人、因证、因时、因地制宜，不应执死方治活人，更不该人云亦云，要认真思考。比如近几年治疗冠心病，大家都喜用活血化瘀药与香窜药，药理上有效，但切不可忽略患者的个体特性。”第二天秦老即带我们到三〇一医院会诊。患者女性，宋某，三十余岁，患冠心病。翻阅病例，前医处方不外丹参、川芎、赤芍、荜茇、檀香等药，但患者一服即呕，五日前，邀秦老会诊，秦老详问病情，得知患者闻到中药之香气即有欲呕感，故仅在原方中去檀香一味，第二天医院打电话告诉秦老，患者服药后再未呕吐，待我们去时患者病情已显著好转，精神大振。秦老若有所思地说:“看病要吸取别人的经验教训，不要轻易否定别人的成绩。此例患者前医的治疗原则是对的，我们应吸取人家的长处，但对于个体特性也应注意，这叫知其常应其变嘛！不要做庸医闭目切脉，不闻不问，故弄玄虚，要实事求是，望、闻、问、切四诊不可偏废，问诊尤其重要。”

秦老强调中医学要继承和发扬并举，他说无继承亦就无发展，比如空中楼阁、海市蜃楼，终成幻影而已。中医不是玄学，不是高谈空理的，而是实用科学，学中医要从应用出发，不要咬文嚼字钻牛角。

他提倡中西医团结合作，取长补短，并肩前进。强调中医传统的科学的辨证论治方法，切忌废医存药。有这样一个例子，某中央领导，因患呃逆不止，前医投以大剂量木瓜等药，意在抑制膈肌痉挛，不仅无效，且见反酸，秦老会诊时分析道："呃逆可能是西医所说的膈肌痉挛所致。但中医治疗时，除研究专病、专方、专药外，更要辨证论治，此例患者高龄、病久、舌红少苔、脉细弱，属气阴两虚，当大补气阴。详问病因，乃怒后引起，气之逆也，当用理气降气药，然气药众多，从何选也？察呃逆频作，其声低微，应属肾不纳气，当选用补肾纳气之品。"故仅以西洋参、海南沉二味，一剂平，二剂愈。周总理在看望此患者时，闻之大喜，称赞说："中医真了不起！"秦老说："古代《济生方》中四磨饮子即是此意。中医看病首先是辨证确切，然后要继承古训而又不泥于古人，学医一定要多思考，孟子曰：'尽信书，则不如无书。'只有这样才能得心应手，效如桴鼓。"

秦老生前曾先后到苏联、蒙古等国会诊和进行学术交流，所见患者大都是些疑难症及危重病，如白血病、血友病、重症肌无力等，经他治疗后大都收到了预期的效果。他说："对于一些所谓绝症，不要怕，要看。看好当然不容易，但以最大努力，求其可生之机，平稳时使之增强体力，波动时加以控制，因而减少痛苦，延长生命，是可能的。能够看几个，对临床大有好处。不要好高骛远，急于求成，要积少成多，逐渐积累经验。我相信人类终会战胜这些绝证，中医是会找到出路的。”

六

一九六五年在中央领导同志的直接关怀下，秦老在协和医院全面体检达一个月之久，结论是“身体健康”。正当他将以充沛的精力书写总结自己一生的经验时，“文化大革命”开始了。环境的剧变，精神的折磨，生活的困苦，以致一九六七年突患大叶性肺炎，高热咯血，独居幽室，既不得安静修养，又不得精心治疗，虽幸免毕命于当时，却已暗生恶疾。就在这生命之火即将熄灭之时，老人家仍念念不忘中医事业。

秦老对传统医药文化修养的博大精深，对中医事业的一片赤诚，对后学晚辈的扶掖，在中医界是人所共知的。弹指间秦老已过百年诞辰，抚今思昔，更加令人怀念。现遵秦老生前遗愿，我们将代表他学术思想的几部名著、早年的医案医话、诗词墨宝，以及晚年家书等，陆续编辑出版献给同道，以寄托我们的哀思。

吴大真　王凤岐

2019 年 7 月

编者的话

一、谦斋医案选

中医医案，是中华医学得以传承并发扬光大的一个很重要的途径。历代医学大家无不重视前人医案，无不精心记录自己的医案。代代相传，香火不灭。

秦伯未先生曾多次叮嘱我们，为良医必有三点不可缺失：一是经典要研读终生，二是临床要谨慎对待，三是医案要多读多记。

本书由两部分组成。

一部分选自秦伯未先生于1940年、1941年间极为珍贵的临证亲笔脉案《谦斋医案》。其中有的是秦伯未先生的亲笔书写，有的是当时他的学生幼铭记录抄写。该医案是以诊治日期为顺序。在整理时，为了便于查阅学习，我们按照内科、外科、妇科、儿科重新归类分述。多诊次的医案记录较为详细，一诊次的医案记录较为简要。《谦斋医案》原手稿由我们珍藏。

另一部分选自秦伯未先生在许多学术论著中的典型病历，这些医案描述近似于医话，为了保持原貌，我们在编辑时几乎未作变动。因而，在体例上与前类医案不甚一致。

本书最后还附有秦伯未祖父秦笛桥医案31则，可以使我们一睹秦氏家学的风采。聊以缅怀前辈，激励后学。

二、秦伯未验方类编

1929年，秦伯未先生受邀编写《家庭医药常识》丛刊，丛刊分6集，于1930年先后出版，《验方类编》就是其中之一。《验方类编》全书分为内科验方、妇科验方、幼科验方、外科验方、急救验方，每一类下，列举常见病证的临床表现，详列验方及应用。

秦伯未先生一生都很重视中医普及教育，在《验方类编》中，秦伯未先生充分考虑了读者学习中医的需求和接受程度，结合自己的学识与丰富的诊疗经验，精选了常见病证的有效验方，将中医知识简单明了地介绍给读者。今日读来仍有其现实意义。

鉴于以上两部书稿成书年代较早，书中有现已禁用的中药，如虎骨、犀角、玳瑁、穿山甲等，为保持文献原貌，对这些药均予保留，建议读者用药时以其他药代替。有的书中药物计量单位为旧制单位，为保持文献原貌也予保留。

吴大真 王凤岐

2019年7月

总目录

谦斋医案选

目　录

第一章　内科医案

第二章 外科医案

第三章 妇科医案

第四章　儿科医案

附 秦伯未祖父秦笛桥医案

第一章　内科医案

第一节　感冒

一、风温挟湿

案1　金君

一诊：5月26日

身热暑炽，得汗不解，头痛、口干、咳嗽，脉象濡滑而数，舌苔白腻尖红。风温挟湿蕴于肺胃，治以清疏芳化，候正。

清豆卷 12g　冬桑叶 8g　净蝉蜕 3g　炒牛子 6g
浙贝母 10g　竹沥夏 8g　香佩兰 8g　焦栀皮 8g
净连翘 10g　枳壳 8g　赤茯苓 10g

二诊：5月27日

身热较淡，头痛亦减，咳嗽，口苦作干，胸闷，舌苔黄腻，风温挟湿，蕴伏肺胃，再拟疏化清解，毋使胶结缠绵，方候正之。

清豆卷 12g　冬桑叶 8g　炒牛子 6g　鸡苏散（包）12g
川朴花 3g　淡黄芩 8g　香佩兰 8g　黄郁金 8g
焦山栀皮 8g　浙贝母 10g　朱茯苓 12g
枳壳（竹茹 8g 同炒）8g

三诊：5 月 29 日

身热淡而不清，口干，饮水觉甘，大便不实，小溲浑黄，脉象濡数，舌苔黄腻。温邪挟湿黏滞难化，病在太阴阳明二经，即宗吴淮阴中焦例治之，候正。

清豆卷 12g　青蒿 8g　香佩兰 8g　光杏仁 10g
炒薏苡仁 6g　淡黄芩 8g　块滑石 12g　白蔻仁（杵）3g
枳壳 8g　竹叶茹各 8g　赤茯苓 10g　梗通草 3g

四诊：5 月 30 日

身热未清，头胀口干，饮少味甘，肢酸，溲黄，脉濡数，苔黄糙。湿热内郁太阴阳明之候，续予清化，候正。

清豆卷 12g　藿佩各 8g　青蒿 8g　淡黄芩 8g
净连翘 10g　白蔻衣 3g　枳壳 8g　炒车前 10g
竹叶茹各 8g　桑叶 10g　块滑石（打）12g

五诊：6 月 1 日

身热已淡，胸宇亦舒，口干味甘，大便稀水，舌苔黄腻，脉象濡数。胃多湿热之薮，脾属湿浊之乡，再予芳化清解。

藿佩梗各 8g　青蒿 8g　淡黄芩 8g　六一散（包）12g
净连翘 10g　新会白 6g　竹叶茹各 8g　枳壳 8g
赤茯苓 10g　梗通草 3g　炒扁豆衣 10g

案 2　孙嫂夫人，9 月 30 日

身热不为汗衰，胸宇饱闷不思饮食，脉象滑数，舌苔根腻。秋温挟湿，续于清滞防其缠绵。

清豆卷 12g　冬桑叶 8g　省头草 8g　黄郁金 6g

枳壳 8g　鲜竹茹 8g　焦栀皮 8g　新会皮 8g
焦谷芽 10g　丝瓜络 8g　全瓜蒌（打）10g

二、风邪外感

案 1　女，24 岁

感冒 4 日，形寒，头痛，咳嗽甚轻，未经治疗。今忽觉胸胁微痛，呼吸不畅，偶叹长气，痛如针刺，且有泛漾感。诊其脉浮滑而数，舌苔薄腻淡黄。时新秋天气尚热，数日来未曾出汗，偶觉身热亦不以为意。审属风邪挟湿内郁，不从表解，有内传之势。

用荆防败毒散加减。

蔓荆子 4.5g　防风 4.5g　柴胡 4.5g　前胡 6g
桔梗 3g　枳壳 4.5g　杏仁 9g　青皮 4.5g
陈皮 4.5g　茯苓 9g　生姜 2 片

服 2 剂，得微汗，咳嗽甚多，胸胁痛即减轻。

可见感冒总宜疏散，如果因胁痛而误作肝病，难免偾事。

案 2　钱先生，元旦日

流青绿涕已经半载，近又咳呛，音哑，腹时隐痛，苔腻，脉濡滑。风邪内郁，肺气不宣，先予辛散。

冬桑叶 8g　苍耳子 8g　陈辛夷 1.5g　蔓荆子 1.5g
净蝉衣 1.5g　炒牛蒡 6g　光杏仁 10g　辽细辛 1g
薄橘红 6g　冬瓜子 10g　带子丝瓜络 8g

案3 金师兄，9月7日

身热自汗，咳嗽声音重浊，鼻塞流涕，口苦作干，舌苔黄腻，脉象浮数。肺主皮毛，凉邪外袭，宣化无权，即予疏解。

苏梗叶各8g　净蝉衣3g　炒牛蒡6g　枳壳8g
薄橘红8g　焦山栀8g　光杏仁10g　象贝母10g
范志曲10g　苦桔梗1.5g　竹茹8g

案4 吴奶奶

一诊：5月24日

形寒身热，头痛，肢酸，胸闷，咳嗽，口干饮少，脉象浮数，舌苔厚腻。风温挟湿稽留肺胃已经一旬，治以疏化。

清豆卷12g　炒牛蒡6g　川朴花3g　炒薄荷（后下）3g
焦栀皮8g　光杏仁3g　浙贝母10g　香佩兰10g
黄郁金8g　赤茯苓10g　丝瓜络8g

二诊：5月25日

予疏化，得汗颇多，形寒已罢，身热头痛，肢酸，胸闷咳嗽等症均见减轻，脉数舌腻。再予清脾芳化。

清豆卷12g　净连翘10g　炒牛蒡6g　焦栀皮8g
净蝉蜕3g　制川朴3g　香佩兰8g　光杏仁10g
浙贝母10g　赤茯苓10g　丝瓜络8g

三诊：5月28日

前症愈，今头痛，项强耳鸣，齿胀咽痛，形寒，脉微弦数，舌苔黄腻。风热之邪挟痰浊壅闭于上，重予清脾泄化，候正。

冬桑叶8g　杭菊花8g　荆防风各8g　炒牛蒡6g

苦桔梗 3g　金锁匙 3g　焦山栀 8g　炙僵蚕 10g
挂金灯 3g　淡竹茹 8g　丝瓜络 8g

案5　袁先生，9月8日

形寒肪酸，自服汗剂而解，今诊脉象滑数，舌苔白腻，身热不扬，头胀，胸闷，咳嗽不畅，风邪湿热仍盛，阻于肺胃。治以清透芳化。

清豆卷 12g　青防风 8g　冬桑叶 5g　炒牛蒡子 6g
光杏仁 10g　浙贝母 10g　制川朴 1.5g　焦山栀 8g
炒枳壳 8g　赤茯苓 12g　丝瓜络 8g

案6　沈女士，9月22日

形寒身热，头痛喉痒，咳嗽，胸宇不宽，脉濡数，舌苔薄白。风邪痰阻内蕴于肺，肺失宣化之权，治以轻疏上焦。

冬桑叶 8g　青防风 8g　净蝉衣 3g　炒牛蒡子 6g
光杏仁 10g　浙贝母 10g　仙半夏 6g　橘红 8g
白蒺藜 10g　枳壳 8g　胖大海 10g

三、暑湿感冒

案1　陈世兄

一诊：9月1日

寒热之候不为汗解，胸闷，口干，食减，大便4日未行，脉濡数，舌白腻。暑湿内伏阳明，气机不宣，治以清透，虑其证变。

清豆卷 12g　冬桑叶 8g　制川朴 2g　净连翘 8g

炒枳壳 8g　黄郁金 6g　焦山栀 8g　瓜蒌仁 12g
新会皮 8g　赤茯苓 12g　鸡苏散（包）10g

二诊：9月2日

昨予清透伏邪，形寒撤、身热淡，胸宇亦转宽，脉象濡数，舌苔白腻。伏暑积湿内蕴阳明未能尽泄，再效前方出入。

清豆卷 12g　藿佩梗各 8g　桑叶 8g　焦栀皮 8g
制川朴 2g　薄橘红 8g　枳壳 8g　茯苓 12g
梗通草 2g　炙竹茹 8g　鸡苏散（包）12g

三诊：9月3日

日来伏邪，身热逐渐减轻，胸宇觉宽，纳食难化，脉象濡数，舌苔白腻。暑湿邪气内郁，再拟清泄，防其复燃。

广藿香 8g　川朴花 2g　焦栀皮 8g　冬桑叶 8g
薄橘红 8g　枳壳 8g　范志曲 10g　炒竹茹 8g
茯苓 12g　荷叶 1 方　炒香谷芽 12g

四诊：9月4日

天地郁熏，暑湿氤氲着于人身，蕴于脾胃，胃为湿热之薮，脾本湿浊之乡，迭予清透身热已解，纳食难化，舌苔黄腻，湿之故也。

藿苏梗各 8g　川朴花 2g　净连翘 10g　薄橘红 8g
白蔻仁 2g　淡竹茹 2g　枳壳 2g　梗通草 2g
赤茯苓 10g　炒香谷芽 12g　荷梗（去刺）1 尺

五诊：9月5日

胃为湿热之薮，脾属湿浊之乡，湿浊内蕴已经清化，身热退，胸宇宽，二便能调，脉濡，苔白。接予芳化和中可也。

藿香梗 8g　佩兰梗 8g　炒枳壳 8g　淡竹茹 8g
新会皮 8g　香谷芽 10g　赤茯苓 10g　梗通草 2g
丝瓜络 8g　焦薏苡仁 12g　春砂壳（后下）2g

六诊：9月6日

暑湿之邪，自口鼻吸受，蕴集阳明，为湿热之薮也，寒热之后，诸恙均瘥，食已觉味，脉象濡软。接予和中方。

焦冬术 8g　炒玉竹 8g　净连翘 10g　佩兰梗 8g
炒枳壳 6g　淡竹茹 8g　淡条芩 8g　新会皮 5g
赤茯苓 10g　焦薏苡仁 12g　梗通草 2g

案2　张奶奶

一诊：9月6日

身热得汗不畅，见风寒咳嗽，风疹遍体作痒，脉浮数，舌苔薄白，湿热内蕴，风邪外乘，营气不清，治以辛凉清透。

冬桑叶 8g　荆芥穗 8g　净蝉衣 3g　炒牛蒡 6g
光杏仁 10g　净连翘 10g　焦栀子 8g　浙贝母 10g
西赤芍 6g　橘红 8g　薄荷叶（后入）3g

二诊：9月7日

身热四日，得汗不解，恶风未撤，头痛，骨节酸楚，口干，腹行燥结，脉濡滑数，苔黄腻，暑湿内伏，新凉外束，治以清疏芳化，虑其缠绵。

清豆卷 12g　冬桑叶 8g　藿佩梗 8g　炒牛蒡子 6g
焦山栀 8g　净连翘 10g　光杏仁 10g　炒枳壳 8g
薄橘红 8g　丝瓜络 8g　荆芥穗（后入）8g

案3 刘先生，9月8日

脉象右手滑数，舌苔中后黄腻，暑湿内伏，新凉外乘肺胃，气机不宣，身热淡而不清，头胀肢酸，胸宇不畅，治以清疏芳化。

清豆卷 12g 青防风 8g 霜桑叶 8g 枳壳 8g
苦桔梗 1.5g 薄橘红 8g 川朴花 1.5g 焦栀皮 8g
炒竹茹 8g 赤茯苓 12g 丝瓜络 8g

四、体虚外感

案1 吴姑奶奶，9月30日

身热得汗未清，脉象细弦而数，中脘觉胀，舌苔薄腻，体虚感冒新凉。治以疏散和中。

炒荆芥 8g 炒防风 8g 冬桑叶 8g 焦山栀皮 8g
枳壳 8g 鲜竹茹 8g 净连翘 10g 炒陈皮 8g
彩云曲 6g 炒谷芽 10g 荷叶 1方

案2 陆先生

一诊：9月20日

阴虚之体，口干晨燥，胸宇气分不畅，大便燥结，脉象细弱。津液不充，则内热随起，宜壮水以制阳光之治法，本此制方。

细生地黄 10g 川石斛 6g 天花粉 8g 净连翘 10g
炒枯芩 8g 光杏仁 10g 浙贝母 10g 大麦冬（去心）6g
瓜蒌仁 12g 柏子仁 10g 干芦根（去节）30g

二诊：9月25日

阴虚津枯之质，感受新凉，郁于肌表，形寒身热得汗未清，四肢酸疼，舌苔灰黄而腻，脉象细数。暂予辛凉治标。

冬桑叶 8g　杭菊花 8g　炒牛蒡子 6g　焦山栀 8g
连翘壳 10g　光杏仁 10g　浙贝母 10g　瓜蒌仁（打）12g
新会白 8g　丝瓜络 8g　南薄荷（后入）3g

三诊：10月1日

身热已减，而掌心觉燥，黏痰亦少，纳食寡味，口干不思饮，小溲极短。阴亏之体，津液素枯，湿热余邪稽留，脉濡，舌苔薄黄，接予清解。

金石斛 10g　青蒿 8g　嫩白薇 10g　佩兰梗 8g
枳壳 8g　竹茹 8g　净连翘 10g　炒蒌皮 10g
梗通草 3g　香谷芽 12g　荷叶梗（去刺）尺许

四诊：10月6日

阴虚之质，时邪之后，燥热，余气稽留，肺与大肠表里同病，咳嗽，胸宇掣痛，口燥，大便艰难，舌苔薄黄。再予清解。

金石斛 8g　佩兰 8g　嫩前胡 8g　光杏仁 10g
浙贝母 10g　竹沥膏 8g　净连翘 6g　全瓜蒌 10g
郁李仁 10g　炒枳壳 8g　枇杷叶（去毛，包）10g

五诊：10月9日

脉象细数，苔腻化薄，阴虚之质，温病之后，气阴更耗，津液不足，大便秘结，小溲浑黄，续予生津清化以滋化源。

金石斛 10g　天花粉 10g　净连翘 10g　佩兰 10g
光杏仁 10g　真川贝母 10g　炒条芩 8g　块滑石（打）12g

郁李仁 10g　淡竹茹 8g　枇杷叶（去毛，包）10g

案 3 男，60 岁

一诊：

身体素弱，患高血压，经常失眠，精神容易紧张。感冒发热 5 日，用青霉素治疗，热势盛衰（37.8~39.1℃），多汗不清。特别表现在热势上升无一定时间，一天又数次发作，热升时先有形寒，热降时大汗恶风。伴见头痛，咳痰不爽作恶，食呆口苦，口干不欲饮，便秘，小溲短赤。脉象弦紧而数，舌苔厚腻中黄。

病由风邪引起，但肠胃湿热亦重，依据寒热往来，当从少阳、阳明治疗。

柴胡 4.5g　前胡 6g　黄芩 4.5g　半夏 6g
青蒿 4.5g　菊花 4.5g　杏仁 9g　桔梗 3g
枳壳 4.5g　茯苓 9g

二诊：

1 剂后热不上升，2 剂热退清，但汗出仍多，怕风，蒙被而睡。考虑外邪虽解，肠胃症状未除，而年老体弱，汗出不止，体力难以支持。暂用桂枝加附子汤法。

桂枝 2.4g　白芍 9g　熟附片 9g　生黄芩 4.5g
半夏 6g　茯苓 9g　陈皮 4.5g　炙甘草 1.8g

服 1 剂，汗即减少。2 剂后亦不恶风，继予芳化痰湿而愈。此证极为复杂，主要是体虚而内外因错综为病，不能不随机应变。初诊处方采用了伤寒法，但结合了败毒散的柴、前、枳、桔，升降泄邪，不能单纯地看作小柴胡汤，这是处方用药的变化了。

案 4 男，67 岁

经常感冒，往往一两月接连不断，症状仅见鼻塞咳痰，头面多汗，稍感疲劳。曾服玉屏风散，半个月来亦无效果。

用桂枝汤加黄芪，服后自觉体力增强，感冒随之减少。此证同样用黄芪而收效不同，理由很简单。桂枝汤调和营卫，加黄芪固表，是加强正气以御邪。玉屏风散治体虚受邪，邪恋不解，目的在于益气以祛邪。一般认为黄芪和防风相畏相使，黄芪得防风，不虑其固邪，防风得黄芪，不虑其散表，实际上散中寓补，补中寓疏，不等于扶正固表。正因为此，如果本无表邪，常服防风疏散，反而给予外邪侵袭的机会。

案 5 男，85 岁

因游公园回来，微有身热（37.2℃），诊为感冒，用银翘解毒片治疗，经过 4 日不愈，邀会诊。询知 4 天来除低热外，无形寒头痛、鼻塞流涕等症，但觉肢体懈怠，不愿活动。平日大便偏溏，便时有窘迫感，余均正常。舌净，脉象虚细带数。

诊断为中气不足，由疲劳引起低热，不同于感冒，即拟补中益气汤加减，1 剂，身热即退。

【**按**】有人认为中医治疗感冒就是几种成药，收不到效果便放弃中医治疗；也有的对于感冒的普通处方，一用便是十五六味药，显得十分杂乱；还有的虽然掌握了几个感冒的常用方剂，在辨证上不够正确，具体应用时缺少适当加减。这些当然是个别的，极少数的。总之是不正常的现象，我们必须注意。特别是中医治疗感冒的理论与方药，有突出的优越的一面，例如辨别偏寒偏热的性质，挟燥挟湿的见症，在疏散宣化的治则上，不用一派清凉肃降来退热止咳，等等，都不能因为小病而忽视其实效，而且有责任来加以进一步研究，做到全面地更好地继承，更好地发扬。

案6 男，40多岁

感冒发热后，因多汗形寒不退来诊。询知头不痛，亦不咳嗽，四肢不酸楚，但觉疲软乏力。向来大便不实，已有十余年。诊其脉沉细无力，舌苔薄白而滑。

前医因自诉感冒，且有形寒现象，拟用参苏饮。

参苏饮乃治体虚而有外邪兼挟痰饮的方剂。今患者觉无外感症状，尤其是发热后多汗形寒，系数胃气虚弱，再与紫苏温散，势必汗更不止而恶寒加剧。

用桂枝加附子汤，因久泻中气不足，酌加黄芪，并以炮姜易生姜。2剂见效。

案7 男，50岁

感冒3日，寒热不高（37.8℃），又增腹泻，一日夜七八次，泻下稀薄，体力疲乏，曾服理中汤1剂未止。脉象浮数，舌苔腻黄。泻时腹内隐痛兼有胸闷恶心。

审属湿滞内阻，复感外邪，肠胃传化失职，遂使表里同病。

紫苏 4.5g　藿香 4.5g　枳壳 4.5g　竹茹 4.5g
陈皮 4.5g　木香 3g　神曲 9g　赤苓 9g
煨姜 6g

2剂即愈。

前人治外感兼腹泻，虽有先治其里，后治其表，及逆流挽舟等法，主要是防止表邪内陷，或表邪已经内陷，使其从里出表。在一般感冒证可以兼顾，不宜固执。

案8 董奶奶，7月3日

寒热起见延今数月，气短力乏，头胀喉痒，咳吐白沫，纳食艰化，大便闭结，脉濡，肺气弱而不肃，脾阳衰而不运，治以顺气和中方。

炙紫菀 8g　炙款冬 8g　仙半夏 8g　薄橘红 8g
冬瓜子 10g　海浮石 10g　炒枳壳 8g　光杏仁 10g
白蔻仁 1.5g（杵，后下）　脾约麻仁丸（包，入煎）10g

案9 男，47岁

感冒流行，亦受感染，寒重热轻，头胀身疼，胸闷不咳，服银翘解毒片4日不解。脉象沉滑，舌苔白腻如积粉，二便俱少，与一般感冒不符合。

证属湿浊中阻，肠胃气滞，即拟不换金正气散法。

苍术 4.5g　藿香 6g　厚朴 4.5g　半夏 6g
陈皮 4.5g　石菖蒲 2.4g　大腹子 9g　大腹皮 9g
枳壳 6g　生姜 2片

依此法加减，5剂后舌苔渐化，又觉掌心燥热，口干不欲饮，防其湿郁化热。仍用藿香、厚朴、半夏、陈皮、石菖蒲、枳壳、大腹皮外，酌加黄芩 4.5g，赤苓 9g。

五、入房受寒

案 应君

一诊：9月4日

入房受凉，邪中太阳少阴之经，紊乱之内风形寒身热头痛，曾患腹痛泄泻，脉弦滑，苔腻，自汗，口干，病势方张，亟予疏化温中。

淡豆豉 10g　苏梗 8g　防风炭 6g　藿香梗 8g
新会皮 8g　焦山栀皮 8g　台乌药 8g　木香 2g
大腹皮 10g　炒扁豆 10g　葱白头（后入）2个

二诊：9月5日

入房受凉中于太阳乘盛传入少阴，《内经》亦称，两感形寒，身热，腹痛泄泻，昨投疏化温中已减解，苔腻脉弦。续予前法出入。候正。

炒香谷芽 6g　防风炭 8g　冬桑叶 10g　藿香梗 8g
新会皮 8g　焦山栀皮 8g　木香 2g　台乌药 8g
洗腹绒 10g　扁豆衣炒 10g　赤茯苓 12g

三诊：9月6日

太阳与少阴相为表里，两感于邪，寒热腹痛泄泻，投疏化温中之剂，里证已除，太阳病下利清谷，理应痢止专攻其表可也，方仍候正。

清豆卷 12g　冬桑叶 8g　焦山栀皮 8g　藿香梗 8g
橘红 8g　嫩白薇 10g　竹茹 8g　茯苓 12g
梗通草 2g　扁豆衣 10g　荷叶 1方

四诊：9 月 8 日

伤寒已愈，诸恙均除，但觉胸宇不畅，纳食未甘，余邪逗留阳明，胃气不和，仲景所谓表解而里未和也。接予芳香舒气畅中。

藿香梗 8g　枳壳 8g　新会白 8g　黄郁金 8g
炒竹茹 2g　炒蒺藜 10g　赤茯苓 10g　梗通草 2g
白蔻仁（后下）2g　生熟谷芽各 12g

第二节　咳嗽

一、风邪恋肺

案 1　陈先生，9 月 7 日

昨投疏化清解身热已退，咳嗽咯痰较爽，胸宇不畅，头胀，脉转濡数，风邪留恋于肺，肺如华盖，宣化失司，接予清化上焦。

净蝉衣 3g　冬桑叶 8g　炒牛蒡 6g　嫩前胡 8g
薄橘红 8g　光杏仁 10g　浙贝母 10g　焦山栀皮 8g
冬瓜子 10g　净连翘 10g　炒竹茹 8g

案 2　高小姐，11 月 15 日

咳嗽月余，喉痒牵掣胸痛，口干，脉滑。风邪久郁，肺肃无权，防其化热，治以清宣。

净蝉衣 1.5g　紫苏梗 8g　炒牛蒡 6g　橘红络各 8g

冬瓜子 10g　黄郁金 8g　光杏仁 10g　浙贝母 10g
胖大海 8g　炒竹茹 8g　带子丝瓜络 8g

案3　陈太太，11月15日

咳嗽痰多，手臂酸楚，脉滑，舌苔黄腻。风痰郁于上焦，清肃之令失司，治以宣化涤痰舒络。

紫苏梗 8g　炙紫菀 8g　炒牛蒡 6g　冬瓜子 10g
海浮石 10g　薄橘红 8g　光杏仁 10g　浙贝母 10g
丝瓜络 8g　枳壳 8g　酒炒桑枝 10g

二、痰热内恋

案　哈先生，1月2日

喉痒已愈，时觉干燥，咳嗽痰稀，音哑不扬，脉濡，舌红。肺脏积弱，痰热内恋，再原旨缓缓调理。

霜桑叶 8g　炙紫菀 8g　嫩射干 8g　炙款冬 8g
川百合 6g　海浮石 10g　光杏仁 10g　浙贝母 10g
冬瓜子 10g　黄郁金 8g　生熟苡米各 10g

三、阴虚内热

案　陆先生，10月30日

夜寐盗汗，咳呛痰浊黏滞，咳吐不爽，脉滑，舌苔黄腻。阴虚之体，内热易起，肺气不清，玄府不密，治以固表清肺。

绵芪片 6g　浮小麦 12g　碧桃干 10g　嫩柴胡 10g

光杏仁 10g　川浙贝各 6g　冬瓜子 10g　海蛤壳 12g
新会白 10g　枇杷叶 10g　地枯萝（清炙，包）10g

四、咳嗽带血

案 1　翁世兄

一诊：9 月 22 日

咳嗽半月余，咯痰不爽，带有血丝，胸膺掣痛，喉痒心悸，脉见间歇。肺气积弱，痰热内恋，阳络受损，先予清肺宁络。

南沙参 8g　光杏仁 10g　浙贝母 10g　海蛤壳 12g
冬瓜子 10g　新会白 8g　侧柏炭 8g　茜草炭 6g
山茶花 8g　枇杷叶 10g　地枯萝 10g

二诊：9 月 26 日

痰红已止，咳呛咯吐不爽，头胀胸膺掣痛，便薄不畅，纳食减少，脉象濡软，仍有间歇。肺脏气机暗伤，微邪乘袭，再予清化黏痰。

南沙参 8g　净蝉蜕 3g　水炙桑叶 8g　嫩前胡 8g
光杏仁 10g　象贝母 10g　冬瓜子 10g　海蛤壳 12g
净连翘 10g　枳壳 8g　地枯萝 10g

三诊：9 月 29 日

咳嗽已稀，痰仍黏滞，胸膺腰背时有掣痛，脉滑间歇，三五不调。肺肾并亏，金水不能相生，接予清养顺气。

竹沥夏 6g　光杏仁 6g　浙贝母 10g　生薏苡仁 12g
海蛤壳 12g　炙款冬 8g　丝瓜络 8g　大麦冬（去心）8g
北沙参（黑米炒）8g　枳壳 6g　金沸草（包）8g

四诊：10 月 4 日

咳嗽已稀，痰仍黏滞，胸膺掣痛，胻酸，纳食减少。肺朝百脉而司治节，气阴不充，清肃无权，接予清养。

大麦冬 8g　冬桑叶 8g　化橘白 8g　光杏仁 10g
浙贝母 10g　枳壳 8g　炙款冬 8g　生薏苡仁 12g
长须谷芽 12g　北沙参（黑米炒）8g　金沸草（包）8g

五诊：10 月 8 日

肺朝百脉而司治节，咳稀痰黏，头汗脉代，责之气阴两虚，腰疼胻酸，则金水不能相生之象，便薄食减，中气亦馁，再拟脾肺肾同治方。

冬虫夏草 8g　怀山药 8g　炒杜仲 10g　怀牛膝 8g
海蛤壳 12g　炙款冬 8g　橘白 8g　大麦冬（去心）8g
浮小麦 12g　长须谷芽 12g　生熟薏苡仁各 10g

六诊：10 月 14 日

培养三阴，腰痛减，咳痰尚爽，纳食不佳，胻软，胸宇时有掣痛，肺虚则气失清肃；脾虚则运化无力；肾虚则真阴不充也，再予前法出入。

光杏仁 8g　冬虫夏草 8g　炒续断 10g　怀牛膝 8g
炙款冬 8g　橘白络各 3g　炙鸡金 8g　生薏苡仁 10g
天麦冬（去心）各 8g　长须谷芽 12g

案 2　金先生

一诊：5 月 25 日

咳嗽痰内有血丝，头晕胸闷，脉形濡数，舌苔黄腻中剥。

肺脏蓄热，阳络不固，治以清金宁络，缓缓调理。

侧柏炭 3g　仙鹤草 6g　炒池菊 6g　黛蛤散（包）6g
光杏仁 10g　象贝母 4g　海浮石 6g　黄郁金 8g
福泽泻 4g　白茅根 1 扎　藕节 2 枚

二诊：5 月 28 日

咳痰滑利，血丝已除，头晕胸闷亦减，肺受热灼，气阴必伤，拟前法加入清养之品。

破麦冬 8g　光杏仁 10g　川贝母 6g　天花粉 10g
海浮石 8g　川百合 10g　净橘络 3g　山茶花 8g
炙款冬花 8g　藕节炭 2 枚　黛蛤散（包）10g

三诊：5 月 31 日

咳喘咯痰滑利，血点已除，舌苔黄腻中剥。肺脏气阴两伤，痰热未尽，续予扶元清气，标本兼筹。

黛麦冬 8g　冬虫夏草 8g　制款冬花 8g　川百合 10g
海蛤壳 15g　天花粉 10g　光杏仁 10g　竹沥夏 8g
福橘络 8g　藕节炭 2 枚　北沙参（玄米炒）8g

案 3　程君，7 月 1 日

咳嗽半月，痰中带红，头胀，脉象滑数。风湿时邪郁于肺脏，阳络受损，血乃外溢，治以清气涤痰宁络，毋使久延。

南沙参 8g　炒牛蒡 6g　嫩前胡 8g　茜草炭 6g
侧柏炭 8g　山茶花 8g　净连翘 10g　光杏仁 10g
象贝母 10g　枇杷叶 10g　藕节炭 2 枚

案 4 瞿奶奶，5 月 29 日

迭经调理，精神渐增，纳食亦馨，腰酸心悸，俱告轻减，今晨痰中带红，阴阳二气并衰，续于培养。

炒冬术 8g　炒归身 8g　炒白芍 8g　熟女贞 10g
柏子仁 10g　炒杜仲 10g　抱茯神 12g　新会皮 8g
炒竹茹 8g　山茶花 6g　长须谷芽 12g

案 5 何太太，11 月 11 日

今夏曾经咯红，右膺气滞不畅，晨起偶吐灰黑浓痰，大便不调，脉象濡滑，舌苔淡黄而腻。先予调气芳化，再进滋补。

藿香梗 8g　白蒺藜 10g　新会白 8g　炒苡米 10g
云茯苓 10g　枳壳 8g　炒竹茹 8g　光杏仁 10g
黄郁金 8g　炒扁豆 10g　香谷芽 10g

第三节　胃脘胀痛

案 1 陈世兄

一诊：9 月 7 日

寒热之后，纳食难化，腹中觉胀，脉濡，苔根薄腻。暑湿余邪逗留中焦，胃失和降，肠失传导，接予芳化和中。

焦白术 8g　藿香梗 8g　炙鸡金 8g　炒枳壳 8g
新会白 8g　炒竹茹 8g　大腹皮 10g　荷梗（去刺）1 尺
彩云曲 10g　生熟谷芽各 10g　白蔻衣（后下）1.5g

二诊：9月8日

时症已愈，纳食不消，腹内觉畅，偶时难化之物亦然，良由湿热伤人，蕴于中焦脾胃，运化功能未复也。接予和胃健脾。

焦白术 8g　炙鸡金 6g　枳实炭 8g　炒香谷芽 12g
新会白 8g　佩兰梗 8g　炒竹茹 8g　白茯苓 10g
彩云曲 10g　荷梗去刺尺许　缩砂仁（后下）1.5g

三诊：9月9日

胃司受纳，脾主消化，不食则饥，食入作胀，《内经》谓，脾主胃行其津液，此病在脾而不在胃也，脾恶湿，得于时症之后。治以芳化和中可也。

藿香梗 8g　新会皮 8g　炙鸡金 10g　枳术丸（包）10g
彩云曲 10g　炒竹茹 8g　香谷芽 10g　焦苡米 10g
大腹皮 10g　佛手片 8g　大砂仁（杵，后下）1.5g

四诊：9月15日

咳稀痰减，齿肿渐消，鼻衄，舌尖红，苔中后黄腻，昨日微有寒热风邪，湿火内郁，续予清泄。

省头草 8g　嫩前胡 8g　光杏仁 10g　浙贝母 10g
冬瓜子 10g　净连翘 10g　炒条芩 8g　干芦根（去节）15g
赤茯苓 12g　炒茅花 8g　炒薄荷（后入）1.5g

五诊：10月22日

感冒凉邪，肺气被郁，不能宣化，身热头痛，胸闷不舒，口干，舌苔薄白，脉浮数，昨有呕吐，胃中尚存湿浊，治以疏化。

苏梗叶各 7g　炒牛蒡 6g　光杏仁 9g　炒枳壳 7g

新会白 7g 冬桑叶 7g 炒竹茹 7g 彩云曲 9g
赤茯苓 9g 白蔻衣（后下）3g 炒薄荷（后入）3g

案 2 计大兄，9 月 4 日

脘痛呕吐酸水均瘥，痞结未舒，纳呆作胀脉形增数，舌苔腻，胃中湿热仍盛，失清降之能，本《内经》下行为顺之旨，拟方调理。

佩兰梗 10g 枳实炭 8g 竹茹 8g 左金丸（包）1.2g
黄郁金 10g 瓜蒌仁 10g 炒蒺藜 10g 炙鸡金 8g
赤苓 12g 黑蔷薇花 1.5g 白蔻仁（杵，后下）1.5g

案 3 姚女士，9 月 7 日

口干，胸闷，纳食腹胀，神疲力乏，脉象濡滑，肝气横逆于下，胃气郁滞于中，三焦升降之机蒙其影响，治以舒郁畅中。

佩兰梗 6g 炒枳壳 8g 炒竹茹 8g 刺蒺藜 10g
橘叶白各 8g 黄郁金 6g 川楝子 8g 路路通 6g
沉香曲 10g 炙鸡金 8g 野蔷薇花 1.5g

案 4 姚老太太，9 月 30 日

寒热之后，胸宇满闷，纳食呆钝，腹鸣胀痛，脉象濡缓，舌苔前腻，湿浊稽留胃失和降，高年体弱，宜予芳化宣畅三焦。

藿佩梗各 6g 炒枳壳 8g 新会皮 8g 炒竹茹 8g
白蒺藜 10g 黄郁金 6g 煨木香 3g 大腹皮 10g
炒谷芽 12g 赤茯苓 12g 白蔻仁（杵，后下）1.5g

案5 柳女士

一诊：9月24日

湿热浸淫，胸宇泛漾均除，头昏晕眩，纳食减少，神疲嗜寐，肢酸，脉细数，余湿停留，肝阳上扰，接予和胃柔肝。

绿豆衣 6g　白蒺藜 10g　炒池菊 8g　煅石决 12g
炒竹茹 8g　炒枳壳 8g　新会白 8g　彩云曲 10g
云茯苓 10g　焦苡米 12g　香谷芽 12g

二诊：9月25日

叠予清化和中，胃纳增而不旺，口干唇燥，入夜身热，肢软神疲，脉细数，苔腻，湿热之邪最属缠绵，仍守原意。

藿佩梗各 8g　青蒿梗 8g　炒池菊 8g　净连翘 6g
炒牛蒡 6g　炒泽泻 10g　橘白 8g　全瓜蒌（切）12g
荷叶 1 方　长须谷芽 12g　枳壳（竹茹 3g 同炒）8g

案6 丁太太，1月3日

食入泛漾，胸宇觉痞，头晕，心悸，胸胁不畅，脉象濡细，肝血既亏，厥阳易逆，胃气又郁，湿热阻中，得之一年，防成反胃。

竹沥夏 6g　枳壳 8g　白蒺藜 10g　左金丸（包）1g
黄郁金 8g　新会白 8g　炒池菊 8g　云苓神各 10g
香橼皮 8g　玫瑰花 3 朵　盐水煮绿豆衣 10g

案7 何太太，11月15日

能食艰化，腹内做胀，舌苔黄腻，胃失和降，脾乏健运，因而气机不利。治以芳香和中。

藿香梗 8g 炒枳壳 8g 广橘白 8g 炙鸡金 8g
焦苡仁 10g 炒泽泻 10g 炒竹茹 8g 白蒺藜 10g
香橼皮 8g 香谷芽 10g 白蔻衣（后下）1.5g

案 8 刘老太太，8 月 24 日

肝旺脾弱之体，气火易郁，运化不健，纳呆食少难化，嗳噫欲作，曾经便薄，口干少津，脉象虚弦，再拟平肝、理脾、养胃三方并治。

金石斛 8g 炒冬术 8g 炒怀山药 8g 扁豆衣 10g
云茯苓 10g 白蒺藜 10g 炒枳壳 8g 炒竹茹 8g
绿萼梅 1.5g 生炒苡仁 1.5g 生熟谷芽各 10g

案 9 刘太太，8 月 20 日

舌苔白腻，脉象濡细而缓，脾阳不运，寒湿之邪中阻，决渎失职，胸闷纳呆，面浮肿，小溲短涩，皆一气为之也，再拟调气逐化。

制茅术 1.5g 制川朴 1.5g 炒枳壳 6g 仙半夏 6g
陈皮 8g 炒泽泻 10g 沉香曲 10g 淡姜皮 1g
槟榔皮各 8g 大砂仁（杵，后下）1.5g 炒车前（包煎）10g

案 10 杨夫人，8 月 19 日

腹痛，自服油剂，通便而愈，但大便嫌频，腹内仍有隐痛，夜寐不熟，四肢酸软，脉滑食旺，此大肠滑而不固也，治以厚肠法。

煨肉果 8g 煨木香 1.5g 云茯苓 8g 扁豆衣 10g

炒枳壳 8g　新会皮 8g　炒谷芽 12g　大腹皮 10g
炙鸡金 8g　鲜藿香 8g　大砂仁（杵，后下）1.5g

案 11　张太太，1 月 2 日

头胀愈，寐较安，心糟纳食艰化，当脘觉痞，目黄带下，脉濡滑。肝胃不和，湿热中阻，续守原方。

白蒺藜 10g　炒枳壳 8g　新会皮 8g　黄郁金 6g
炒竹茹 8g　绵茵陈 8g　炒泽泻 10g　朱赤苓 10g
沉香曲 10g　佛手片 8g　白蔻仁（后下）2g

案 12　沈嫂夫人，8 月 18 日

寒热退后，肢软乏力，纳食乏味，口干饮水作胀，微有恶风，脉濡，舌苔黄腻，湿热逗留，湿重热轻，接予芳香泄化。

鲜藿香 10g　制川朴 1.5g　净连翘 10g　炒枳壳 8g
淡竹茹 8g　建泽泻 10g　赤苓 10g　彩云曲 10g
佛手片 8g　生熟麦芽各 10g　白蔻仁（后下）1.5g

案 13　陈太太，7 月 8 日

年已望七，命火衰于下，而卫气不密则为形寒，脾阳固于中而健运无权，则为食减，脉沉细缓，即拟桂枝汤加味方，候正之。

清炙芪 10g　川桂枝 1g　炒白术 8g　云茯苓 10g
清炙草 1g　香谷芽 12g　新会白 8g　竹二茹 8g
姜汁炒佛手片 8g　炒大白芍 8g　白蔻衣（后下）1.5g

案 14 胡女士

一诊：8 月 20 日

脉濡滑，舌苔黄腻，胸闷痞结，头晕，纳食呆钝，四肢酸软，经事先期，暑湿内蕴，胃失和降，三焦气机亦为窒滞，暂予芳化畅中。

鲜藿香 8g　炒枳壳 8g　川朴花 1.5g　净连翘 8g
新会白 8g　黄郁金 6g　白蒺藜 10g　淡竹茹 8g
赤茯苓 12g　白蔻仁（杵，后下）1g　嫩桑枝（酒炒）12g

二诊：8 月 23 日

投芳化畅中，胸闷脐酸已减，偶因多食脘宇又痞，舌苔厚腻，脉濡，余湿未尽，脾胃运化不健，再予和胃健脾法。

鲜藿香 8g　新会皮 8g　川朴花 1.5g　炒竹茹 5g
白蒺藜 10g　彩云曲 10g　炙鸡金 8g　黄郁金 8g
枳术丸（包煎）10g　丝瓜络 5g
白蔻仁（杵，后下）1.5g

案 15 孙嫂夫人，7 月 1 日

脘腹扰乱，不大便，泛漾作恶。身热得汗未解，头痛，脉濡滑数，舌苔黄腻，湿热食滞伤中，胃失和降，治以畅中。

紫苏梗 8g　炒荆芥 8g　鲜藿香 10g　炒枳壳 8g
炒竹茹 8g　冬桑叶 8g　净连翘 10g　赤茯苓 10g
佛手片 8g　范志曲 10g　白蔻仁（杵，后下）1.5g

案 16 李夫人，8 月 18 日

胃病得之三四载，发时痞窒痛或轻或剧，腹胀，大便燥结，

脉弦，苔腻，胃气以下行为顺，治以平胃畅中。

薤白头 8g　枳实炭 8g　白蒺藜 10g　瓜蒌仁（杵）12g
黄郁金 10g　炒竹茹 8g　沉香曲 10g　小茴香（炒）1.5g
白残花 3g　细青皮 8g　白蔻仁（后下）1.5g

案 17　刘太太，8 月 18 日

胸脘痞结，口不渴，纳食呆钝，咳嗽，足跗虚浮，脉来濡细，舌苔白腻，湿浊中阻，脾阳受困三焦，气机不利，治以调气燥湿。

鲜藿香 10g　炒牛蒡 6g　光杏仁 10g　制川朴 1.5g
仙半夏 8g　新会皮 8g　炒枳壳 8g　福泽泻 10g
焦苡米 12g　生熟谷芽各 12g　杵砂仁（后下）1.5g

案 18　曹太太

一诊：7 月 4 日

本有肝胃疼痛宿疾，今心嘈杂胀痛，泛吐酸水，头痛心悸，脉沉缓。寒中，中运失职，正所谓舍入还出是也，治以温蕴为主。

淡吴萸 1g　仙半夏 6g　新会皮 8g　枳实炭 8g
黄芩炭 5g　炙鸡金 8g　沉香曲 6g　抱茯神 10g
生姜 2 片　香谷芽 12g　大砂仁（杵，后下）1.5g

二诊：7 月 7 日

仿仲景吴茱萸汤，温蕴降浊，泛吐酸水已止，中脘仍苦痞胀，头痛心悸，脉来沉缓，中土虚寒，失其干健之能，再拟出入，难求近功。

潞党参 8g 淡吴萸 1g 枳术丸 10g 新会皮 8g
仙半夏 8g 白蒺藜 10g 缩砂仁 1.5g 沉香曲 10g
抱茯神 12g 炒谷芽 12g 生姜 2片

案19 曹太太，9月13日

肝胃宿疾复发，脘痛满腹攻痛，纳食呆钝，口不渴饮，头晕肢软，肝失条达，胃不和降，寒湿逗留，气机郁滞，治以温蕴畅中。

肉桂心 0.3g 淡吴萸 0.4g 川黄连 0.3g 姜汁炒 0.3g
黄郁金 6g 绿豆衣 8g 白蒺藜 10g 金铃子 8g
延胡索 8g 沉香曲 10g

案20 女性患者，57岁

有十多年胃痛史，经常发作，不能多食，口干，饮水稍多亦胀痛，时吐黏痰，嗳气困难，大便秘结，舌质干绛，脉象细弦有力。诊断为肝血胃阴大伤，有转成关格的趋向，虽然中焦气滞兼有痰浊，不能再用香燥理气止痛。

生地黄 3g 石斛 5g 玉竹 5g 白芍 10g
瓜蒌 5g 麻仁 8g 绿梅花 2g 乌梅 5g
金橘饼 8g

调理半月后渐轻减。

第四节 浮肿

案1 男，28岁

病浮肿1年，时轻时重，用过西药，也用过中药健脾、温肾、发汗、利尿法等，效果不明显。

会诊时，全身浮肿，腹大腰粗，小便短黄，脉象弦滑，舌质嫩红，苔薄白，没有脾肾阳虚的证候。进一步观察，腹大按之不坚，叩之不实，胸膈不闷，能食，食后不作胀，大便一天一次，很少矢气，说明水不在里而在肌表。因此，考虑到《金匮要略》上所说的“风水”和“皮水”，这两个证候都是水在肌表，但风水有外感风寒症状，皮水则否。所以不拟采用麻黄加术汤和越婢加术汤发汗，而用防己茯苓汤行气利尿。诚然，皮水也可用发汗法，但久病已经用过发汗，不宜再伤卫气。

汉防己 15g　生黄芪 15g　带皮苓 15g　桂枝 6g
炙甘草 3g　生姜 2g　片红枣 3枚

案2 男，24岁

头面四肢浮肿，反复发作，已经2年。近1年来中药治疗，健脾利尿，病情尚平稳。旋因肿势又起。

会诊：浮肿偏重上半身，尤其头面及胸部明显，伴见胸闷烦热，咳嗽，不能平卧，口渴食少，两手皮肤干燥如泡碱水，小便短黄，脉象沉弦而数，舌净质淡。根据《内经》所说“上肿曰风，足胫肿曰水”，似属“风水”，但没有外感症状，脉亦不浮而反沉。据患者自觉先由中脘满闷开始，逐渐胸痞、气短、咳嗽，说明“诸湿肿满，皆属于脾”，病根仍在中焦。水气上逆，肺气窒塞，郁而为热，清肃之令不行，津液不能输布。病在于中，可用燥湿利尿，令逆于上，应结合宣肺顺气，以越婢汤加减。

炙麻黄 3g　光杏仁 9g　紫苏 4.5g　生石膏 24g
赤苓 12g　通草 3g

这里用麻黄开肺，不欲其发汗，故剂量较轻；佐以紫苏辛香入肺脾两经，既能宣化上焦，又走中焦，祛湿浊；再以石膏、杏仁结合麻黄宣肺顺气，清热除烦；赤苓、通草淡渗利尿。

案3 永钊弟

一诊：7月1日

坐卧湿地，足胫肿浮酸重继增，面浮湿痕，脉滑苔腻。上肿曰风，下肿曰水，风水泛滥浸淫肌腠，治以开鬼门，洁净府。

紫背浮萍 3g　青防风 8g　苍术皮 3g　汉防己 6g
大腹皮 10g　福泽泻 10g　带皮苓 12g　焦薏苡仁 12g
淡姜皮 3g　嫩桑枝 12g　西秦艽（酒炒）6g

二诊：7月6日

面部浮肿渐消，足跗未退，行走觉酸，风为轻邪中于上，湿为浊邪中于下，浸渍肌内，经络塞滞，脉濡滑，即拟鸡鸣散治之。

香紫苏 8g　苦桔梗 3g　陈广皮 8g　淡吴茱萸 3g

陈木瓜 8g　汉防己 6g　淡姜皮 3g　大腹子皮各 10g
焦薏苡仁 10g　炒泽泻 10g

案 4　章君

一诊：10 月 9 日

足跗浮肿，面色皖白，盗汗，肢软力乏，咳嗽，肺脾两虚之候，已延半载有余，脉来浮大不与症合。暂拟扶脾理湿顺气固表，勿轻视之。

炒白术 8g　茯苓 12g　焦薏苡仁 12g　新会白 8g
泽泻 10g　法半夏 8g　浮小麦 12g　炙远志 3g
光杏仁 10g　炙款冬 8g　长须谷芽 12g

二诊：10 月 11 日

肺主皮毛而司治节，脾掌生化而恶湿浊，肺脾两虚则多汗肢软，咳嗽痰多，跗肿，面色不华，脉象浮大。病非经调，治以清肺固表、扶脾化浊为法。

绵芪皮 8g　浮小麦 12g　碧桃干 6g　嫩前胡 8g
光杏仁 10g　竹沥夏 8g　生薏苡仁 10g　云茯苓 10g
丝瓜络 8g　长须谷芽 12g　冬瓜子皮各 10g

案 5　姜世兄

一诊：9 月 25 日

心阳不及，浊阴易于上潜，脾湿不能运化，足跗浮肿虽消，仍苦酸软麻木，脉迟无力，苔腻面白。治以益火健中以蠲阴霾。

土炒白术 10g　熟附片 8g　炒桂枝 3g　云茯苓 15g

川断 10g　怀牛膝 10g　陈木瓜 8g　杜赤豆 15g
冬瓜子 10g　焦薏苡仁 12g　丝瓜络 8g

二诊：10 月 15 日

下元阳衰不能温养，中焦湿浊不化，浸渍肌肉则为浮肿，肿退而步履蹒跚，痿弱无力者，肾主骨，肾气未能充实也，脉缓。仿金匮肾气丸。

熟附片 8g　肉桂心 3g　鹿角霜 5g　大熟地黄 12g
山萸肉 8g　云茯苓 12g　补骨脂 8g　川断肉 10g
陈木瓜 8g　炒薏苡仁 12g
健步虎潜丸（现称健步壮骨丸，温水冲服）8g

三诊：10 月 29 日

下元为水火之源，守都之神，二气并亏生气不振，足肿之后萎弱力乏，更兼腰疼、目视糊涂，脉象濡缓。再拟阴阳并补。

大熟地黄 12g　炒当归 10g　山萸肉 8g　熟附片 6g
肉桂心 3g　补骨脂 10g　川断肉 10g　陈木瓜 10g
怀牛膝 10g　炒薏苡仁 10g　虎胫骨（炙，狗骨代）8g

案 6　女，54 岁

因浴后受凉，下肢发现浮肿；又因家务劳累，逐渐加重。

会诊时，病已 9 个月，全身浮肿，按之有坑，手麻，心慌，口干引饮，腹中知饥，食量比平时增加，小便量多色清，大便日行，脉象弦大而数，舌光红有裂纹，面色萎黄不泽。根据以上虚实夹杂症状，首先从脾虚不能化湿考虑，《内经》所谓“诸湿肿满，皆属于脾”。但是除了面色萎黄、手麻、心悸为脾虚生化不及的现象外，口渴能饮，腹饥量增，小便清长，均不符合于湿阻。相反在脉舌方面，表现为脾胃津液极虚。为此，依据华岫云所说：“脾阳不足，胃有寒湿，一脏一腑皆宜于湿燥升运者，自当恪遵东垣之法；若脾阳不亏，胃有燥火，则当遵叶氏养胃之法。”用了益胃生津为主的方剂。

石斛 12g　沙参 12g　花粉 12g　白芍 12g
山药 2.4g　黄芪皮 9g　冬白术 9g　生薏苡仁 15g
赤豆 30g

3 剂后，浮肿渐退；6 剂后，舌红亦淡，布生薄苔。这是一个比较特殊的病例。

第五节　疼痛

一、头痛

案 1　一中年男患者

一诊：

经常头痛，恼怒即发，感冒亦发，服辛散轻剂便止，但反复发作，深以为苦。诊其脉沉弦带数，舌质边尖稍红，性情急躁，夜寐不安。据述在头痛、心烦、失眠时候，饮白酒少许亦能缓解。

诊断为肝经郁火，恼怒则火升故痛，感风则火不得泄亦痛。稍与辛散或饮白酒少许而减轻者，因火有发越的机会，但治标不治本，所以不能根除，拟方用白芍、柴胡、薄荷、牡丹皮、山栀、黄芪、青黛、绿梅花、枳实、生甘草，从肝经血分透泄伏火。

二诊：

5剂后，头痛减，睡眠渐熟。继服5剂，隔两月未见头痛复发。

案2 男性患者，53岁

经西医院检查血压偏高外无其他病证。切其脉象濡缓，舌苔薄白而不腻。询知头痛不剧，但觉昏沉不舒，见风更甚，纳食呆钝，怕进油腻，腰背时觉酸困。据此诊断为肾阳不足，脾运不健，清阳不能上升所致，用真武汤加味，处方：附子、白术、茯苓、白芍、枸杞、细辛、天麻、陈皮、生姜。服后渐安。

案3 一男，年近七旬

突然头痛如裂，张目便晕眩欲倒，胸中烦闷，呼吸短促，脉象浮大而数。因患者平素多痰，阅前方多用平肝化痰、辛凉清泻，已经5日，不见轻减。病非外感风温，又无发热，脉不相符。明属肾阴不足，肝阳化风上扰。呼吸气促亦由肾气不纳，不同于痰喘。应属下虚上实之候，即拟滋阴潜镇法，用生地黄、麦冬、龟甲、阿胶、白芍、牡丹皮、钩藤、珍珠母，另用羚羊角3g煎冲。

2剂后逐渐轻减。调之半月始愈。

案4 高奶奶，1月3日

形寒胸闷烦热，头痛、骨节酸楚，脉濡数，舌苔白腻，风邪挟湿中阻，治以疏化。

藿苏梗各 8g　炒防风 8g　冬桑叶 8g　枳壳 8g
炒牛蒡 6g　新会皮 8g　白蒺藜 10g　黄郁金 8g
赤茯苓 10g　酒炒秦艽 6g　丝瓜络 8g

案 5　欧阳女士，9 月 11 日

身热午后较高，头痛稍减，胸宇不畅，脉来弦数，右手见动风热，内热肝火上升，再拟辛凉，宣表清降平肝。

冬桑叶 8g　青蒿梗 8g　杭菊花 8g　蔓荆子 8g
白蒺藜 10g　净连翘 10g　煅石决 12g　枳壳 8g
光杏仁 10g　荷叶 1 方　炒薄荷（后入）3g

案 6　胡夫人，1 月 2 日

寒热头痛，腰背酸楚，咳嗽、口干，脉濡滑数，风邪湿热交郁，适值经行，治以清疏。

冬桑叶 8g　炒杭菊 8g　炒荆芥 8g　炒牛蒡 6g
光杏仁 10g　浙贝母 10g　焦栀皮 8g　枳壳 8g
橘叶白各 8g　炒竹茹 8g　丝瓜络 8g

案 7　应右，9 月 28 日

肝火内热交郁，阴分暗伤，衄时发热，气上撞心，自觉头热，咳呛随之，脉来细滑，已延多日，再拟养阴而平气火。

细生地 10g　炒池菊 8g　炒竹茹 8g　连心翘 10g
炒石决 15g　光杏仁 12g　银花炭 10g　夏枯花 8g
枳壳 8g　炒黄芩 8g　橘叶白各 6g

二、偏头痛

案 1 女，成年

素有偏头痛、高血压和胃痛。感冒第二天，身热不扬，但自觉皮肤燥热，背部凛寒，头痛，目重，烦闷，时有嗳噫恶心，大便两日未行。脉细滑数，舌苔薄黄。

审为肝阳上扰，风邪外束，胃气不和。

桑叶 4.5g　菊花 4.5g　白蒺藜 9g　蔓荆子 4.5g
钩藤 9g　枳实 4.5g　竹茹 4.5g　薄荷（后下）3g

这是标本兼顾治法，如果专用疏散，势必煽动肝阳，头痛加剧，过于清热，又会影响胃气，引起疼痛，故用微辛微凉清泄，佐以和中。

案 2 女性，35 岁

体力尚健，患头痛六载，偏在两太阳，遇工作紧张更剧，夏季亦较严重，睡眠多梦，脉象弦滑，饮食、二便、月经均正常。

诊为肝阳上亢，即用桑叶、菊花、白芍、白蒺藜、钩藤、竹茹、牡蛎、蔓荆子、荷蒂等。

服 4 剂来复诊，头脑清醒，只在日中阳盛之时稍感不舒。是几年来效果最好的。

案 3 姜夫人，9 月 22 日

头痛偏在两侧，咳嗽咯痰不爽，胸间气闷，口腻苔黄，脉象濡数，肌肤湿瘰丛生，风痰郁肺，湿热恋胃，治以清疏宣化。

冬桑叶 8g　净蝉衣 3g　炒牛蒡 6g　嫩前胡 6g
光杏仁 10g　浙贝母 10g　橘红 8g　竹沥夏 6g
冬瓜子 6g　枳壳 8g　赤苓 12g

三、胸胁痛

案　李君

一诊：5 月 27 日

胸闷隐痛，气短促，咳嗽，纳食减少，脉滑。努力伤气，风邪乘肺，宣化无权，法以清疏上焦为先。

净蝉蜕 3g　橘络红各 8g　炒牛子 6g　光杏仁 10g
浙贝母 10g　黄郁金 10g　枳壳 8g　淡竹茹 8g
薏苡仁 10g　冬瓜子 10g　炒谷芽 10g

二诊：5 月 28 日

努力伤气，络道不利，胸闷隐痛，牵及两胁，咳嗽较稀，纳食减少，内伤之症，治以舒气和络为先。

当归须 8g　白蒺藜 10g　枳壳 8g　橘叶络各 8g
黄郁金 5g　光杏仁 10g　浙贝母 10g　冬瓜子 10g
生薏苡仁 10g　丝瓜络（炙乳没各 3g 同拌）10g

三诊：5 月 30 日

两胁掣痛已愈，胸宇未畅，呼吸隐痛，纳食不旺，脉象细。努力伤气，久则入络，再予调气和中。

当归须 8g　橘叶络各 8g　枳壳 8g　白蒺藜 10g
路路通 6g　香谷芽 10g　炒竹茹 8g　黄郁金 8g
炙乳没各 3g　丝瓜络 8g　白蔻衣（后下）3g

四诊：6月1日

投舒气和络，两胁掣痛已减，胸宇未宽，得于努力伤气，久则入络，仍宗前法出入。

当归须 6g 真新绛 3g 橘叶络各 8g 黄郁金 6g
枳壳 8g 路路通 8g 光杏仁 10g 丝瓜络 8g
生薏苡仁 10g 炙乳香 3g 没药 3g

五诊：6月2日

胁痛胸痛均愈，当晚又觉胀痞，纳食减少，脉濡。劳伤中气，清阳不振，续予调中。

焦白术 8g 云茯苓 10g 枳壳 8g 白蒺藜 10g
橘皮络各 8g 黄郁金 8g 炒竹茹 8g 路路通 6g
白蔻衣（后下）3g

四、脊背痛

案1 女性患者，二十多岁

体质素强，因坐水泥地，腰部觉凉，其力稍感酸痛。逐渐向上发展，两三天后整个背部板滞不舒，一周后又觉下肢行走沉重。经过治疗两个多月，用三痹汤加减，并狗皮膏药外贴，效果不显。认为过去治法亦甚恰当，不能收到效果的原因，或许由于早期用风寒药太少，后来又因久病而偏于温补，致使寒邪凝滞经络，不能解散。

处方：熟地黄、鹿角胶、麻黄、羌独活、细辛从肾脏来透发足少阴、太阳的寒邪，佐以杜仲、狗脊、续断等。

5剂后背部得微汗，仍持原意，半月后遂见好转。

案2 杨先生

一诊：10月17日

背脊疼痛，微有凛寒，不耐多立多坐，脉滑，苔黄腻、质碎裂。少阴之脉循脊，太阳之经夹脊而行，脏器不盛，寒邪乘袭。

治以温化和络。

炒桂枝 3g　白芍 8g　当归 8g　炒杜仲 10g
络石藤 6g　丝瓜络 10g　桑寄生 8g　新会皮 8g
云茯苓 10g　炒薏苡仁 10g　金毛脊（炙）10g

二诊：10月19日

少阴属脊，其脉循脊，太阳属寒水，其经循脊，肾气内怯，寒邪乘袭则为背脊酸疼，恶寒不能自主，前方颇合病机，再拟进步。

川羌活 1g　川桂枝 3g　炒白芍 8g　炒杜仲 6g
续断 6g　桑寄生 10g　络石藤 8g　丝瓜络 8g
云茯苓 10g　橘红 8g　金毛脊（包）10g

三诊：10月21日

益肾气疏太阳，腰脊疼痛已减，恶寒已撤，背部偏右经络不舒，头晕，脉滑数。余邪留恋再予疏泄。

川羌活 3g　炒防风 8g　冬桑叶 8g　桑寄生 10g
丝瓜络 8g　络石藤 6g　炒杜仲 10g　焦薏苡仁 12g
云茯苓 10g　枳壳 8g　橘白 8g

四诊：10月23日

背部偏右酸痛似在经络之间，口中觉燥，小溲浑黄，脉滑，苔腻。内邪袭于太阳之经，肾气亦伤。治以祛风宣络而实少阴。

桑寄生 10g 丝瓜络 8g 炒杜仲 10g 续断 10g
炒泽泻 10g 新会白 8g 忍冬藤 10g 络石藤 6g
焦薏苡仁 10g 云茯苓 10g 西秦艽（酒炒）6g

五、腰痛

案 男性患者

劳动后忽觉腰部酸痛，逐渐转侧俯仰困难，开始以为扭伤，用推拿无效，转觉形寒，兼有低热。按脉象浮数，依据太阳经受寒治疗，用羌活、桂枝、防风、小茴香、川芎、丝瓜络、葱白等。一剂得微汗，再剂即疼痛消失。

六、四肢痛

案 1 一患者

四肢肌肉关节尽痛。曾用不少风湿药治疗无效。手腕骨节且渐变形。当予养血活络。一面用四物汤加味，一面服大活络丹。

患者服大活络丹后半小时，即觉四肢有气上下窜动，1 小时后逐渐安定。连服半个月，每次如此。为了有意识地观察，改用小活络丹，则无此现象。

临床中，患者服用药后的反应也应密切关注，积累经验与阅历。

案2 一男性患者

下肢疼痛，兼有麻木寒凉感，曾服通经活络方结合针灸治疗，一年多不见效果，夏季亦不减轻。切其脉沉细无力，腰脊酸困，小便较频，舌苔薄白，舌尖嫩红。

诊断为肝血肾阴两亏，不能濡养筋骨。

用虎潜丸（现名壮骨丸，熟地黄、龟甲、白芍、锁阳、虎骨、牛膝、当归、干姜、知母、黄柏、陈皮、羊肉，其中虎骨用代用品），每次9g，1日2次，淡盐汤送服。

1月后逐渐痊愈。

案3 患者

下肢疼痛，入夜足胫觉热，睡时常欲伸出被外，曾作风湿处理，针药兼施无效。

按脉象细数，小便黄赤，因而按阴虚湿热下注治疗。

处方用：生地黄、黄柏、知母、牛膝、萆薢、蚕沙、木防己、五加皮、赤茯苓。

10剂渐瘥。

【按】如果四肢疼痛，游走无定，特别表现在关节处红肿剧痛，伸直手指屈伸不利，为“历节风”证，系行痹中的一种证候。则用：桂枝、赤芍、秦艽、知母、桑枝、忍冬藤、威灵仙等。内热重者酌加石膏；有寒热者加防风，取得良好效果。

案4 鹏太太，11月11日

苔腻中剥，手臂酸疼就瘥，不能举重，脉象濡细而滑，姑予调理俾进一方，候正。

藿香梗 8g 枳壳 8g 炒竹茹 8g 橘白络各 8g
忍冬藤 10g 丝瓜络 8g 云茯苓 10g 生苡仁 10g
梗通草 1.5g 北秫米 10g 宋半夏 8g

第六节 眩晕

案1 夏先生，9月7日

《素问》论“诸风掉眩，皆属于肝”，论不得卧，曰阳满不得入于阴，今按痰湿素盛，厥阳时升，肝胃两经交相为病，即用《内经》方参入柔剂。

北秫米（包）10g 仙半夏 8g 抱茯神 12g
绿豆衣 10g 炒竹茹 8g 新会白 8g 冬瓜子 10g
玳瑁片 6g 青龙齿（先煎）15g 煅石决（先煎）15g
嫩钩钩（先煎）10g

案2 谢小姐

一诊：10月15日

肌肤湿气作痒，入夜掌心灼热，头眩腹痛，纳食呆钝，腑行燥结，舌苔中剥，脉象濡数，面色不华，真阴不充，湿热内恋。

治以清化余热为先方，候正。

干首乌 6g 熟女贞 10g 嫩白薇 10g 地骨皮 8g
净连翘 10g 竹茹 8g 云茯苓 10g 焦薏苡仁 10g

橘叶白各8g　白蒺藜10g　香谷芽12g

二诊：10月18日

肌肤掌心灼热，起伏无常，头晕，腹痛，大便燥结，口干，遍体作痒，脉细濡数，舌苔中剥。阴虚湿热内恋，续予坚阴清化。

鲜首乌6g　银柴胡8g　嫩白薇10g　冬青子10g
地骨皮8g　净连翘10g　京赤芍6g　炒竹茹8g
炒池菊8g　绿豆衣10g　瓜蒌子皮各10g

三诊：10月21日

头眩已轻，掌心灼热未清，腹痛，大便燥坚，昨起微有咳呛，纳食呆减，脉来濡细而数。阴虚则生内热，正值发育年龄，再予坚阴清解。

生白芍6g　冬青子10g　地骨皮8g　银柴胡6g
嫩白薇10g　炒池菊6g　川楝子8g　光杏仁10g
象贝母10g　瓜蒌仁10g　野蔷薇花3g

四诊：10月25日

坚阴清营，头眩，咳呛腹痛均愈，纳食渐增，掌心发热亦减。脉象细数，舌苔中剥。正当发育之年，再拟前法出入调理。

京赤芍10g　银柴胡3g　嫩白薇10g　制木香10g
地骨皮8g　炒池菊8g　全瓜蒌12g　光杏仁10g
净连翘10g　金铃子8g　野蔷薇花3g

五诊：10月31日

入夜掌心灼热，头眩，舌苔中剥，口臭，脉细滑数。正值发育年龄，荣阴不足，虚火内燔，《内经》所谓阴虚则生内热也。

再予坚阴清热。

生鳖甲 12g　生白芍 10g　银柴胡 8g　嫩白薇 10g
冬青子 10g　地骨皮 8g　白蒺藜 10g　炒池菊 8g
淡竹茹 8g　夏枯花 8g　煅石决（先煎）15g

案3　金太太，1月3日

营血不足之体，肝阳虚火上扰，齿浮，口燥，目糊，脉象细滑而数，时有黏涎，拟玉女煎法候正。

细生地 10g　生石膏 12g　怀牛膝 10g　原金斛 10g
抱茯神 10g　青盐陈皮 1.5g　枳壳 8g　绿萼梅 1.5g
池菊炭 8g　水炙竹茹 8g　左牡蛎（先煎）15g

案4　夏奶奶，10月27日

肝体不足，肝用有余，厥阳化风上巅顶，《内经》所谓“诸风掉眩，皆属于肝”也，昨投柔润之剂，痛晕眩均减，纳食较增。再宗出入。

穞豆衣 8g　炒池菊 8g　白蒺藜 10g　炒枳壳 8g
抱茯神 12g　香谷芽 12g　炒竹茹 8g　橘叶白各 8g
玫瑰花 3朵　玳瑁片（先煎）8g　煅石决（先煎）12g

案5　宋女士，9月24日

头晕，胸宇嘈杂，神疲，纳食呆钝泛酸，涎甘，大便挟血，脉来濡细而数。阴虚肝阳，湿热内蕴，治以平肝和胃方。

白蒺藜 10g　炒池菊 8g　炒竹茹 8g　左金丸（包）1.5g

新会白 8g　　地榆炭 8g　　香谷芽 12g　　煅石决（先煎）12g
炒枳壳 6g　　槐花炭 8g　　白蔻衣（后下）1.5g

案6　叶夫人，1月3日

肝肾阴亏，气火易浮，投清养之剂，头晕耳鸣心悸、口干渐瘥，近又咳呛，再拟前法重用肃肺。

川石斛 10g　　天花粉 10g　　炒池菊 8g　　冬桑叶（水炙）8g
绿豆衣 8g　　白蒺藜 10g　　光杏仁 10g　　浙贝母 10g
生石决 15g　　冬瓜子 10g　　绿萼梅 1.5g

第七节　下痢

案1　应君，9月7日

太阳病下痢清谷，先温其里，痢止再改其表，此为仲景三百九十七法之一，今表证亦罢，但觉头晕，胃酸稍有泛漾，脉不浮而数，续予芳化和中。

冬桑叶 8g　　藿香梗 8g　　炒枳壳 8g　　新会白 8g
白蔻仁 1.5g　　炒竹茹 8g　　扁豆衣 10g　　大腹皮 10g
赤茯苓 10g　　丝瓜络 8g　　炒香谷芽 12g

案2　刘先生，10月10日

痢下赤色黏秽腹痛，里急后重，多汗凛寒，脉象弦滑，胃为水谷之海，肠属传导之府，积滞内蕴，运化失职，再拟升清降浊，调气和荣。

煨葛根 8g	赤白芍各 8g	条芩炭 8g	藿香梗 8g
煨木香 8g	花槟榔 8g	新会皮 8g	焦楂炭 6g
谷麦芽各 10g	荠菜花 8g	枳实导滞丸（包煎）10g	

案 3　男，41 岁

18 岁时曾患痢疾，3 年后复发一次（当时检验为阿米巴痢疾）。近几年来，于春夏尤其是夏秋之交常有腹泻，发作时服合霉素（消旋氯霉素）数天即止，因而成为常规。但腹泻虽止，腹内作胀，频转矢气，总之不舒服。平日早上 7 时左右，先觉肠鸣腹痛，随即便下溏粪，有时早餐后亦有一次。伴见口苦、口臭，口干不欲饮、恶心、小便黄、疲劳感等。脉象滑数，舌苔白腻。

诊断为脾胃薄弱，湿热内阻，清浊升降失司。并认为病虽经久，治疗不在止泻而在清利，湿热能除，则肠胃自复正常，其他症状也可随着消失。

葛根	黄芩	黄连	藿香
防风	厚朴	陈皮	枳壳
神曲			

两剂后，大便成形，腹痛肠鸣消失，口臭渐减。复诊，去黄芩加薏苡仁。

案 4　孟太太，5 月 25 日

腹痛，下绿色黏冻，杂有燥屎，纳多艰化，骨节酸疼，脉象细弦。肝旺脾弱，传化失职已一载，再拟通涩合剂。

潞党参 10g	炒白芍 8g	土炒当归 6g	煨木香 6g

枳实炭 8g　焦查炭 10g　赤石脂 10g　御米壳 5g
细青皮 3g　扁豆衣 10g　生熟谷芽各 10g

案 5　林太太，11 月 11 日

便溏两月，挟有黏冻，形肉瘦削，精神不振，脉象沉濡带滑，中气受伤积内郁，再拟泄化和中。

肉桂心 0.3g　炒白术 8g　云茯苓 12g　炒扁豆 10g
炒当归 8g　大腹皮 10g　煨木香 1.5g　炒枳壳 8g
新会皮 8g　藿香梗 8g　焦苡仁 10g

第八节　腹痛

一、肝胃不和

案 1　孔大兄

一诊：5 月 25 日

腹痛时作，胸闷，小溲短黄，脉象细弦，肝气内郁，肠欠舒畅，得之已久，拟调气和中，佐以辛酸甘苦复方。

炒蒺藜 8g　青陈皮各 8g　广木香 3g　枳壳 8g
黄郁金 8g　炒竹茹 8g　川楝子 8g　白蔻衣（后下）3g
云茯苓 10g　沉香曲 10g　乌梅丸（包煎）10g

二诊：5 月 27 日

腹痛已止，时有肠鸣，胸闷，口干，大便不实，小溲短黄，气火湿热交郁，肝胃不和，脉象细弦，再宗效方出入。

炒蒺藜 10g　炒枳壳 8g　新会皮 8g　黄郁金 8g
炒竹茹 8g　赤茯苓 10g　焦蒌皮 10g　白蔻衣（后下）3g
香谷芽 10g　梗通草 3g　乌梅丸（包煎）8g

三诊：5 月 30 日

腹痛时作即便如厕，痛处偏于右腹，口干，饮少，食呆，溲短，脉象细弦。肝胃不和，气机内郁，治以调肝和胃。

安桂心 3g　当归 8g　大腹皮 10g　广木香 3g
白蒺藜 10g　新会皮 8g　枳壳 8g　云茯苓 10g
小茴香（炒）3g　生熟谷芽各 10g

四诊：6 月 1 日

腹痛较前轻减，大便不爽，小溲短赤，脉象细弦，左脉尤动劲，肝木偏旺，脾受克贼，再予调肝为主，和中佐之。

安桂心 3g　全当归 8g　金铃子 8g　白蒺藜 10g
枳壳 8g　橘叶络各 8g　路路通 10g　丝瓜络 8g
赤茯苓 12g　玫瑰花 3 朵　煅石决明（先煎）15g

案 2　姚奶奶，10 月 24 日

腹痛绵绵已经七八日，纳食脾滞，脉象弦滑。此肝气内郁也，肝为将军之官，其气条达，常用疏泄，暂拟理气调中。

白蒺藜 10g　炒枳壳 9g　橘叶白各 8g　延胡索 3g
金铃子 8g　紫苏梗 8g　炒竹茹 8g　云茯苓 10g
香谷芽 12g　代代花 1.5g　白蔻衣（后下）1.5g

二、积热腹痛

案 中年患者

腹痛时缓时急，自觉内热甚重，但无烦渴现象，大便干燥，隔日一行，脉滑有力。忆朱丹溪曾说“腹中常觉有热而痛，此为积热，宜调胃承气汤”，即用炒大黄 4.5g，生甘草 3g，玄明粉（冲）3g，加入木香 2.4g、黄连 1.5g。

调气清热。连服 3 剂，腑通畅，痛随消失。

三、绕脐腹痛

案 患者

一患者腹痛绕脐已近两年，阅以前药方，多因病史较长，痛不剧烈，少食作胀，认为脾肾阳虚，投桂附八味和理中一类。

诊其脉沉弦有力，舌苔白滑。询之无形寒怕冷，除大便窘迫，夹有黏沫，下时不爽外，亦无其他痛苦。因此诊断为小肠受寒，当以温通。处方：肉桂、川椒、干姜、枳实、山楂、木香、大腹子。两剂后腹痛反剧，肠鸣，泻下黏秽粪便甚多，遂获痊愈。

四、寒疝痛

治疗寒疝方：脐腹痛中有腹部凹凸有形，拒按手不能近，甚则踡卧汗出，手足厥冷，《金匮要略》称为“寒疝”，用大乌头煎（乌头、蜜）。乌头辛热有毒，多服能使如醉状。用大建中汤（川椒、干姜、人参）和椒桂汤（川椒、桂枝、小茴香、高良姜、吴茱萸、柴胡、青陈皮）加减，效果亦佳。

五、腹痛调养

案 郜女士，9月30日

脘痛已愈，少腹隐疼亦微，食能增，脉来细弱。肝血不足，脾气亦虚，接予调养方。

制首乌 6g　白归身 6g　炒白芍 8g　潼白蒺藜各 10g
怀山药 10g　川楝子 8g　橘叶白 3g　长须谷芽 10g
炒于术 8g　玫瑰花 3 朵　炒杜仲 10g

第九节 腹泻

一、脾虚湿重

案 1 男，42 岁

一诊：曾患腹泻半年，每天 4~7 次，多黏液便。去年又便溏，一天 6~7 次，经西医治疗有好转（诊断为肠痉挛，用可的松）。目前每至天明必泻，食后亦泻，泻前肠鸣腹胀，绕脐作痛，矢气甚多，泻下溏粪，无里急后重感。伴见纳食呆钝，口唇干燥，手足心热，小便有气味。脉象濡滑，右手独大；舌苔浮黄厚腻。曾服四神丸、参苓白术散和单味海参等，似有小效，并不明显。经考虑后，认为脾虚重，中气不振，湿浊极重，张景岳所谓“水反为湿，谷反为滞”。不宜单纯补脾，亦不宜温肾固肠。处方用藿香、苍白术、厚朴、砂仁、木香、乌药、枳壳、神曲、煨姜调气逐湿，稍佐葛根、黄连升清和胃。

二诊：3剂后，大便次数不减，但俱能成形，为近年来所少有。因脉舌无变化，仍守原意。

三诊：每天仅在早晚前后便溏两次，食欲稍增，肝脾部位偶有胀痛，舌苔化而未净。接予升阳益胃汤调理。方内黄芪本为主药，因毕竟湿重，且多胀气，暂时不用。

处方：党参、苍白术、葛根、厚朴、柴胡、黄连、半夏、木香、青陈皮、泽泻。

案2 男，41岁

一诊：每日腹泻，有时失禁遗裤。初为水泻，一天二十多次，近变为鹜溏，一天4~7次不等。便前肠鸣辘辘，无腹痛感，纳食尚佳。脉细带弦，舌质红，舌苔黄白厚腻。诊断为脾阳不运而湿不化，直趋大肠为泻，泻久伤阴，阴虚生热，且现水不涵木现象。治法仍宜温养中焦为主，稍佐升清，如果因舌红而用苦寒，势必脾阳更伤而下陷。处方：党参、黄芪、山药、诃子、炮姜、炙甘草、红枣、葛根、升麻。

二诊：服4剂后，苔腻化薄，舌质不红，肠鸣减少，原方去升麻、葛根，加补骨脂。

三诊：又服8剂，自觉周身有力，粪便转厚，但一天仍有4~5次，接用附子理中合赤石脂禹余粮汤复方。

案3 男，39岁

便溏，每天1~3次，脘腹胀满隐痛，嗳气，口干引饮，但饮冷即感不适，小便黄。脉象滑数，舌苔花剥。病已数月，湿热恋胃，影响及肠。治以清化为主，处方：黄连、半夏、藿香、枳壳、陈皮、竹茹、木香、大腹皮、赤苓。

案4 沈太太，10月11日

一诊：脾虚不能运湿，湿困中州，阳不鼓舞，大便或溏或稀，腹鸣或隐痛，�酸无力，口不渴饮，脉濡，苔白。张机所称，太阴病者是也，即拟理中汤加减。候正。

土白术 6g　云茯苓 12g　炮姜炭 3g　煨肉果 8g
扁豆衣 10g　大腹皮 10g　炙甘草 3g　新会皮 8g
山药 8g　藿香梗 8g　炒香谷芽 12g

二诊：10月13日

投理中汤，大便溏薄颇畅，腹内能和，微有心烦，口干，肢软力乏，脾虚不运，大肠滑脱，得之数月，再予前法掺以止涩。

土白术 6g　云茯苓 10g　怀山药 6g　肉果 8g
罂粟壳 8g　清炙甘草 1g　新会白 8g　焦薏苡仁 10g
生熟谷芽各 12g　米炒荷蒂 3枚　扁豆衣（炒）10g

三诊：10月15日

大便溏薄已经数日，投理中汤反见腹鸣泄泻较频，理中者理中焦，此大肠脱，仓廪不藏，接予升清固下之剂。

炒当归 6g　葛根 3g　炒山药 8g　爆白术 8g
罂粟壳 8g　赤石脂 6g　云茯苓 10g　香谷芽 12g
米炒荷蒂 3枚　补中益气丸（包煎）10g

四诊：10 月 18 日

津液荣气二亏，舌苔光剥，口干舌麻，头晕泛恶，胸宇气分攻窜，脉象濡细。高年得此唯有柔静之剂，缓缓调理，最为合拍。

金石斛 10g	柏子仁 10g	玉竹 6g	绿豆衣 8g
抱茯神 10g	白蒺藜 10g	枳壳 8g	绿萼梅 3g
佛手片 8g	生熟谷芽各 10g		煅石决（先煎）12g

二、下焦沉寒

案 女，23 岁

1951 年发现大便溏泄，好好歹歹，未曾痊愈。1961 年冬腹泻次数增多，夜间较频。目前一天 4~5 次，白天 3 次，夜间 1~2 次。便前肠鸣腹胀作痛，矢气频泄，窘迫难忍，便后腹内即舒。伴见多汗，手心热，口干思饮，食少，腰酸，下肢沉困，腹部喜温，月经闭阻，脉象沉细；舌质淡，苔白滑腻。此证比较复杂，除西药外，中药寒、热、补、泻均已用过，都无效果。根据病起十多年，泻时多在天明和夜间，并有腰酸肢困、腹部喜温等症，说明下焦虚寒，近于肾泄。但结合腹内胀痛，便后即舒，以及掌热、口干、闭经等，又说明肠胃消化不良，转化失职，兼有肝虚郁热现象。再从脉舌来看，也不是单纯的一种原因。

因此，采取乌梅丸辛苦甘酸杂合以治久利的方法。

党参、肉桂、黄连、木香、川椒、当归、白芍、炙甘草，并入四神丸包煎。

4剂后，腹痛稍轻，余无改善。考虑舌苔白腻而滑，先除下焦沉寒积湿，前方去白芍、四神丸，加苍术、乌药、肉豆蔻、炮姜。

再服4剂后，腹痛大减，矢气少，夜间不泻，舌苔化薄，月经来潮，量少色紫，仍予前方，加小茴香温通肾气。

第十节 心悸

一、心前区痛

案1 女性，43岁

心前区微痛，胸闷，呼吸困难，头晕，疲劳，睡眠多梦，已有两年，舌净，脉沉细弱。拟调心养气为主。处方：党参、麦冬、阿胶、桂枝、丹参、远志、酸枣仁、红枣、郁金。

6剂后心痛见轻，依次加减，自觉症状均有明显好转。

经过4个月的治疗，除特殊原因感到疲劳外，心痛从未复发。

案2 男性，39岁

心前区刺痛，间断性发作已有12年。近来发作较频，痛时放射至左肩臂，特别表现在两手臂内侧肘腕之间有一线作痛，伴见胸闷心悸，睡眠不安，脉象细数，舌苔薄腻。初拟和心血，通心气。处方：丹参、红花、郁金、旋覆花、石菖蒲、远志、酸枣仁、橘络。

服半个月后，疼痛次数较少，程度亦轻，接拟养心为主，佐以调气和血，用人参、生地黄、麦冬、桂枝、远志、酸枣仁、丹参、西红花、血竭、郁金、香附、乳香、檀香、三七粉等，随症加减。

服至8个月后，据患者自己总结，心前区疼痛由原来每天十多次减为一两次；原为刺痛，现在是隐痛，亦不放射至肩臂；以前疲劳即发，须卧床数日，近两个月来工作较忙且上夜班，亦能支持；其他面色、睡眠均佳。

当服药3个月时，因肘腕掣痛不减，曾用大活络丹协助和络，每日半丸。连服十余天后痛即消失，亦未复发。

案3 男性，47岁

心前区痛1年，痛时不放射至左手臂，但胸闷不舒，左乳头内侧跳动不宁，脉象滑数，舌苔黄腻。拟从心脏调畅气血，用丹参、五灵脂、郁金、蒲黄、远志、酸枣仁、云茯苓。因兼有胃病，酌用枳壳、陈皮、神曲等。

治疗四个半月后，疼痛减轻，予党参、生地黄、丹参、桂枝、远志、酸枣仁、龙齿等调养心气。

又4个月，病情基本上平稳，单用人参粉、三七粉各3分，每日分2次开水送服。

连服1年。患者自述，过去心前区刺痛连续至数分钟即觉难受，现在已不复发；过去每次痛1~2秒钟，一天有二十多次，现在亦仅4~5次，程度也轻得多。

案4 男性，53岁

半年前发现心悸，近3个月又增心前区掣痛，胸部胀闷，兼见腹胀多矢气，脉象滑数，舌苔腻黄。拟调理心气，佐以和胃。处方：丹参、檀香、郁金、砂仁、云茯苓、枳壳、陈皮、竹茹、佛手，另三七粉冲服。

经过4个月的加减调理，据述治疗前每周痛两三次，也有每天痛几次的，服药3个月后痛即停止，近来停药1个月，仅痛过两三次，心慌心悸亦有好转。

案5 男性，38岁

6年前发现心前区痛，经常发作，痛时放射至左肩臂，两手觉麻，心悸胸闷，食后便觉不舒，头晕，睡眠不熟，脉细，舌苔薄白。拟养心和胃法。

处方：党参、丹参、郁金、石菖蒲、远志、酸枣仁、枳壳、陈皮，加三七粉冲服。

6剂后心痛即轻减，纳食亦增加，手麻减而指尖觉凉，原方去枳壳，加生地黄、桂枝。

在初步好转时，用过阿胶、麦冬、白芍、西红花之类。

半年后基本上心痛停止。

二、心慌心悸

案1 女，26岁

5年前发现阵发性心悸胸闷，渐见下肢浮肿。

会诊时，病情十分严重，腰以下至足背浮肿甚剧，腹部胀满，呕吐，心悸气促，不能平卧，小便极少，大便溏泄，特别表现在口唇发绀，两手红紫，颊部泛红如妆，舌尖红，苔白滑腻，脉象细数带弦。从发病经过来考虑，本病根源于心阳衰弱，不能温运中焦水湿，即张仲景常用桂枝、白术、茯苓等的证候。但目前充分暴露了水气充斥，虚阳上浮，不仅胃气垂败，且有随时虚脱的危险。治疗应以扶阳为主，佐以敛阴健脾，采用真武汤加味。

熟附片 6g　　生姜 6g　　炒白术 9g　　白芍 9g

茯苓 15g　　木香 1.5g　　春砂仁（后下）1.5g

连服 4 剂，尿量增多，下肢浮肿全消，仅足背未退尽，腹胀、呕吐均见轻，但两颊泛红不退，增加咳嗽，痰内带血，脉仍细数不整带弦。

此方虽然偏重温化，但走中下焦，药量亦不大，不可能引起血证。当是患者性情急躁，肝火犯胃，同时脾肾虚寒，浮阳未敛，仍需防止恶化。因而坚持前法，去木香，加黛蛤散钱半。2 剂止血，病情渐定。

案 2　一患者

有心悸心慌、胸闷刺痛宿疾。诊断为心气不足。选用养心血、通心阳之剂，得到好转。

此证本可出现手臂酸痛，而患者仅在手臂内侧肘腕之间有一线疼痛，极为少见。

在用养心通阳之汤药外，另用大活络丹，每日半颗。仅服 6 颗后即渐消失。

案3 蔡夫人，1月2日

久病气血渐复，仍不耐苦，时觉心悸力乏而肝气更似横逆，续予调养方。

太子参 8g 干首乌 10g 黑料豆 10g 逍遥丸（包）3g
云苓神各 10g 炙鸡金 8g 拌橘叶络各 3g 砂仁（后下）1g
柏子仁 10g 佛手片 8g 潼白蒺藜各 10g
远志肉（去心）1.5g

第十一节 尿血

一、膀胱积热

案 赵先生

一诊：8月21日

神疲形困，足肿酸软，溲红，溺时不痛，尿流急迫，脉来濡数。肾虚膀胱积热，迫血妄行，症属尿血，当予滋肾清营。

京玄参 8g 生地黄炭 10g 黄柏炭 6g 血余炭 8g
蒲黄炭 8g 炒金银花 10g 块磁石 12g 藕节 2 枚
赤茯苓（先煎）10g 牡丹皮炭 8g 生薏苡仁 10g

二诊：8月23日

尿血为病，小水夹红，时有尿意急促，脉沉如数。肾阴内亏，则生虚热，迫血妄行与血淋大异，拟滋肾清营法。

生地黄炭 10g 京玄参 6g 知母 6g 杜仲 8g
黄柏炭 8g 血余炭 8g 黄芩炭 8g 侧柏炭 8g

怀牛膝 8g　藕节 2 枚　块滑石（打）12g

三诊：8 月 25 日

迭进滋肾清营，尿血已止，小腹酸滞亦瘥，小水亦清，胻股酸软，病根在肾，肾者藏精而至真元不足，接予清滋下焦。

生地黄 10g　山萸肉 8g　京玄参 10g　熟女贞 10g
甜桑椹 10g　炒杜仲 10g　怀牛膝 6g　条芩炭 8g
丝瓜络 8g　藕节 2 枚　川黄柏（盐水炒）8g

二、湿热下注

案 1　孙君

一诊：7 月 3 日

淋证尚未痊愈，因注射起寒热，发于日晡，汗出甚多，尾闾时痛，脉象沉缓无力，正气大虚，营卫不和，仿阳旦汤治之。

炒桂枝 1g　炒赤芍 8g　炒黄芩 8g　鲜藿香 10g
新会皮 8g　炒竹茹 6g　赤茯苓 10g　生甘草 1.5g
桑寄生 8g　丝瓜络 8g　梗通草 1.5g

二诊：7 月 5 日

仿阳旦汤法，寒热已止，汗出亦减，脉缓，舌苔根腻，淋证多时，未曾痊愈，湿热下注，膀胱不洁。正气暗削，营卫不谐。接予清化治之。

鲜藿香 10g　新会皮 8g　炒竹茹 8g　浮小麦 12g
碧桃干 6g　云茯苓 10g　生草梢 3g　土茯苓 15g
净石韦 8g

案 2 沙君，7 月 7 日

膀胱者，州都之官，津液藏矣，气化则能出矣。先有溺后刺疼，今则小溲癃闭，责之三焦，气滞失其决渎，治以调气渗利，勿轻视之。

青木香 3g 台乌药 8g 细青皮 8g 福泽泻 10g
焦苡米 12g 生草梢 1.5g 云茯苓 10g 萹蓄 8g
海金沙 8g 炒枳壳 8g 车前子（包煎）10g

三、体虚湿热

案 女，30 岁

8 年前突然发热，小便溺血，腰痛浮肿。经西医院治疗 1 个月后，溺血止，而浮肿、腰痛不愈。

会诊时，有明显的面浮足肿，小便深黄频数，窘急不畅，且有轻微刺痛，脉象沉细带弦。伴见腰痛、头晕、心悸等阴血亏弱，及腹胀、食呆、恶心等湿阻症状。总的来说，体虚证实，体虚偏在肝肾，证实属于湿热；滋补势必胀满，清利更使伤阴。经考虑后，决定标本兼顾，侧重在标，仿猪苓汤法。

滑石 9g 猪苓 9g 茯苓 9g 泽泻 9g
炒白术 4.5g 阿胶珠 4.5g 海金沙 6g 赤豆 15g
炒薏苡仁 15g

6 剂后，小便正常，无其他不良反应，减去滑石、海金沙的清利，加入蔻仁、陈皮芳化和中。

又 6 剂后，症状轻减，接予一般健脾，浮肿渐消。

第十二节 血证

一、再生障碍性贫血

案 女患者

因每次月经来潮量多，使已经收到的效果下降。掌握患者月经规律，在每次月经前采取补气摄血法，用黄芪、党参、山药、甘草、阿胶、归身、白芍、炮姜炭、仙鹤草、血余炭、煅龙牡等，再配合西医用肾上腺皮质激素等，收到良好效果。

二、白血病

案1 男性患者

患慢性粒细胞白血病，每天傍晚开始发热达40℃，下半夜自汗身凉，大起大落，已有半年。平时手心微热，两足不温，腰以下特别酸痛，大便数天一次。舌苔厚腻，脉沉细无力。诊断为下焦阴阳并虚，中气不振，用黄芪、生熟地黄、归身、肉苁蓉、升麻、白术、泽泻等甘温除热，次日晚上热即平静。

案2 男性患者

为慢性粒细胞白血病急性发作。1个月来时有咳嗽，1周来每夜发热，近3天来连续发作。发热前现有目赤，胸闷，寒战，身热高达41℃，自汗而解。伴见口干，小便短少，舌苔黄厚黏腻，脉象细滑有力。诊断为体虚受邪，痰湿交阻，不能透泄，即用柴胡、黄芩、半夏、黄连、厚朴、知贝母、橘红等和解清化法。下午服药，晚间寒热既定，次日上午续发一次，热势亦仅达38.5℃。

案3 男性患者

患急性淋巴细胞白血病，身热不退，咳嗽痰黏，右胁掣痛，喉痛白腐，舌苔糙腻，脉细滑数。诊断为肺有伏热，气阴两伤。

处方：玄参、麦冬、石膏、知贝母、桑皮、葶苈、芦茅根等。逐渐热退咳宁。

案4 男性患者

患急性粒细胞白血病。身热，手心热，两太阳及前额胀痛，胸腹痞满，口糜口臭，便秘溲赤，舌腻，脉大滑数。诊断为肺肾阴虚，肠胃湿热积滞。用西洋参、沙参、知母、佩兰、山栀，另服芦荟粉清热导滞。药后大便畅行，胸腹渐舒，身热随平。

【**按**】这几种血液病，症状复杂，变化迅速，容易反复，特别是白血病大多后果不良。在中、西医合作下，抓住本质，随证施治，收到一些效果，尚待积累经验。

案5 女性患者

急性淋巴细胞白血病，高热达40℃以上。据述3个月来常有不规则发热，疲劳即发，伴有形寒，咳嗽，头晕，心悸，温温欲吐，唇燥，脉象细数，汗出甚多。诊断为阴虚内热，夹有新感。

处方：生地黄、鳖甲、黄芪、升麻、青蒿、桑叶、牡丹皮、前胡等。

3 剂后热渐退清。

第十三节 咳血

一、肝火冲逆

案 常君

一诊：10 月 10 日

时症乍解，偶因刺激，续得咳血，不能仰卧，胸宇隐痛，脉象细数不静，舌苔黄腻。湿热未清，气阴已伤，肝火冲逆，肺肃无权，治以清化宁络。

嫩白薇 8g 净连翘 8g 佩兰梗 8g 金沸草 8g
代赭石 8g 黛蛤壳 12g 光杏仁 10g 川贝母 6g
枇杷叶 10g 侧柏炭 8g 梗通草 3g

二诊：10 月 11 日

时症虽解，湿热未清，续得咳血，不能仰卧，舌苔黄腻，脉象细数不静。左升太过，右降不及，病情复杂，再拟清化宁络。

嫩白薇 10g 净连翘 10g 黛蛤壳 12g 墨旱莲 6g
代赭石 10g 侧柏炭 5g 光杏仁 12g 川浙贝母各 6g
金银花炭 10g 福泽泻 10g 藕节炭 2 枚

三诊：10月12日

迭予清化宁络，脉数较静，渐能安卧而咳血未止，口燥，舌质红，苔黄腻。得于时症之后，抑郁伤里，湿热与肝火并发，再拟前法缓缓调理。

生地黄炭 10g 嫩白薇 10g 净连翘 10g 干芦根（去节）30g
金银花炭 10g 墨旱莲 6g 侧柏炭 8g 光杏仁 12g
川浙贝母各 10g 枇杷叶（去毛包）10g 黛蛤散（包）15g

二、阴虚于下

案 张太太，9月7日

咳血已止，咽喉不清，仍有痰浊黏滞，头晕，心悸，夜寐不熟，肝火易动，掌心灼热，阴虚于下，火浮于上，病虽在上，宜治其下。

细生地 10g 生白芍 6g 地骨皮 8g 珍珠母 12g（先煎）
怀牛膝 6g 长茯神 12g 光杏仁 10g 苍龙齿 12g（先煎）
川浙贝各 6g 山茶花 8g 枇杷叶（去毛）10g

第十四节 疟疾

一、邪郁少阳

案 冯太太

一诊：9月1日

寒热起伏，头眩目花，舌麻口干，胸气逆冲，大便燥结，邪郁少阳，脾胃受制，气机不宣，接予清滞畅中。

佩兰梗 8g　银柴胡 3g　嫩白薇 6g　白蒺藜 10g
橘红络各 8g　绿豆衣 8g　炒竹茹 8g　瓜蒌仁（杵）12g
枳壳 6g　黄郁金 8g　煅石决明（先煎）12g

二诊：9月3日

寒热已清，目花，耳聋，口干，舌麻，胸宇气逆，右臂麻木，左腹酸痛，气血不能濡养灌溉，风气窜入络道，非旦夕可平也。

绿豆衣 6g　白蒺藜 10g　桑寄生 10g　丝瓜络 8g
杜仲 10g　黄郁金 6g　枳壳 8g　茯神 10g
嫩白薇 10g　柏子仁 10g　煅石决明（先煎）12g

三诊：9月6日

营血不充则内风自起，上为目花耳鸣，旁为肢臂麻木，脉象虚弦，口干舌麻。《内经》称气主煦之，血主濡之，即予表营并气佐之，以潜阳息风。

制首乌 8g　阿胶珠 8g　绿豆衣 8g　白蒺藜 10g
炒池菊 8g　绵芪皮 8g　桑寄生 6g　丝瓜络 8g
柏子仁 8g　橘红 8g　煅石决明（先煎）12g

四诊：9月11日

营血耗伤又病疟后，脏腑失其营养，虚阳易于升腾，目花，耳鸣，舌麻，肢臂麻木，尚一气使然。再拟养气之剂长期调理。

制首乌 6g　绿豆衣 8g　绵芪皮 8g　潼白蒺藜各 10g
当归身 8g　炒白芍 8g　桑寄生 10g　丝瓜络 8g
柏子仁 10g　橘白络各 8g　煅石决明（先煎）12g

二、风温痰湿

案 邢夫人，7月1日

寒热往来，初起间日而发，近来日作，先有凛寒既而身热，自汗头痛，口淡咳嗽，脉滑数，风温痰湿伏于募原，法以和解。

软柴胡 1.5g 淡黄芩 8g 仙半夏 8g 鲜藿香 10g
炒牛蒡 6g 薄橘红 8g 常山苗 8g 浙贝母 10g
光杏仁 10g 焦栀皮 8g 赤茯苓 10g

三、风邪痰浊

案 黄先生

一诊：5月25日

寒热间日，寒不甚热亦不甚，脉象濡滑，舌苔白腻。纳食呆减，体虚，风邪痰浊内入募原。治以宣透为主。

柴胡 3g 川桂枝 2g 大白芍 8g 白蔻衣（后下）3g
陈广皮 8g 枳壳 8g 炒竹茹 8g 半贝丸（包）10g
香谷芽 10g 藿香 8g 赤茯苓 10g

二诊：5月27日

疟疾间日发作较安，而热势延长未清，舌苔黄腻。时有形寒，属春温之象，治以清脾芳化。

清豆卷 12g 藿香梗 8g 炒牛蒡 6g 青防风（炒）8g
焦栀皮 8g 枳壳 8g 炒竹茹 8g 新会白 10g
云茯苓 10g

三诊：5 月 29 日

疟疾已止，舌仍白腻，脉象濡缓。余湿逗留募原，胃失和降，接予芳香泄化法。

藿香 8g　川朴花 3g　焦山栀 8g　白蔻衣（后下）3g
枳壳 8g　炒竹茹 8g　新会白 8g　云茯苓 10g
梗通草 3g　彩云曲 10g　焦薏苡仁 10g

四诊：5 月 31 日

疟疾亦称脾瘅，痰浊中阻，脾阳必困，故截止多日，纳食呆钝，舌苔薄白。治以芳化调中可也。

藿香 8g　仙半夏 8g　新会皮 8g　枳壳 8g
云茯苓 10g　姜竹茹 8g　炒泽泻 10g　焦薏苡仁 10g
炒香谷芽 12g　佛手片 8g　砂蔻仁（后下）各 3g

四、愈后调养

案　陈先生，9 月 7 日

叠进化饮达邪，疟疾未起，面浮，足肿均消，苔腻已化，脉象濡缓，口苦，不耐劳力，真元未复，续予前法出入调理。

潞党参 8g　清炙芪 8g　炒白术 8g　制首乌 8g
全当归 8g　新会白 8g　麸炒枳壳 8g　炒竹茹 8g
抱茯神 12g　冬瓜子 10g　白蔻衣（后下）1.5g

第十五节 痰饮

一、水饮内蓄

案 朱先生

一诊：10月22日

咳嗽形寒，气短促，纳食减少，脉象细弦。此肺脾虚寒，气肃无权，水饮内蓄，不同于寻常伤风，拟苓桂术甘汤加味。

川桂枝 2g　生术 8g　云茯苓 10g　炙苏子 10g
炒牛子 10g　仙半夏 8g　炙款冬 8g　冬瓜子 10g
橘红 8g　海浮石 8g　香谷芽 12g

二诊：10月24日

投桂苓术甘汤，咳嗽较稀，纳食稍加，气分仍短，脉细弦，舌白腻。水湿内恋，积而成饮，其本在脾，脾阳不达，再拟温药和之。

川桂枝 3g　白术 6g　云茯苓 12g　炙苏子 6g
炙款冬 8g　海浮石 8g　冬瓜子 8g　淡干姜 1g
橘红 8g　仙半夏 6g　生熟谷芽各 10g

三诊：10月27日

外感咳嗽属于肺，痰饮咳嗽属于脾，遵仲景温药和之，投苓桂术甘汤加味，咳痰气短，形寒均见轻减，再本出入调理。

川桂枝 3g　炒白术 8g　炙苏子 10g　淡干姜 3g
仙半夏 6g　橘红 8g　鹅管石 8g　云茯苓 10g

冬瓜子 10g　白蒺藜 3g　生熟谷芽各 12g

二、脾蕴寒湿

案　孙夫人，9 月 8 日

投苓桂术甘汤加味，痰饮气急即平，面浮足肿未消，续见痔疮便血。小水不长，腹满窒塞，脾蕴寒湿，肠有郁热，症情复杂，难求近功。

苏子霜 6g　炙款冬 8g　海浮石 10g　仙半夏 8g
大腹皮 10g　炒泽泻 6g　地榆炭 6g　槐花炭 6g
焦苡米 12g　杜赤豆 15g　冬瓜子皮各 10g

三、脾肾阳虚

案　牛先生

一诊：10 月 30 日

外饮属脾，内饮属肾，阳虚则水湿不化，湿聚为痰，故仲景主以温散和之，今咳嗽稀减，气喘不平，形寒未彻，续予温化蠲饮。

熟附片 3g　炒桂枝 3g　淡干姜 3g　炒白术 6g
云茯苓 12g　炙苏子 10g　炙款冬 10g　炙远志 3g
仙半夏 6g　薄橘红 8g　鹅管石（嫩）8g

二诊：11 月 1 日

咳痰已减，气喘未平，形寒肢冷，小溲频数，脉象细弦。痰饮为病，脾肾阳气虚寒不能温化，仿肾气丸合小青龙汤拟方治疗。

熟附块 8g 川桂枝 3g 炒白术 10g 仙半夏 6g
苏子 10g 炙款冬 8g 云茯苓 12g 鹅管石（嫩）10g
北五味（淡干姜 3g 同炒）3g 金匮肾气丸（临卧淡盐汤送服）10g

三诊：11 月 3 日

痰饮为病，其标在肺胃，其本在脾肾，所谓下虚上实是也，迭经温化，形寒肢冷较淡，气喘未平，入夜小溲频数，再予扶阳益饮。

炒党参 8g 熟附块 8g 炒桂枝 3g 白术 8g
云茯苓 12g 炙款冬 8g 仙半夏 6g 苏子霜（包）10g
冬瓜子 10g 白石英 3g 淡干姜（五味子 3g 同炒）3g
金匮肾气丸（临卧淡盐汤送服）6g

第十六节 臌胀

一、肝郁气滞

案 陆君

一诊：10 月 24 日

臌胀两月余，腹满至极中脘按之坚实，小便溲黄，微有气促，肝气郁滞，脾湿不化，三焦决渎不利，难治之症也，姑以温运逐化。

熟附片 3g 肉桂心 3g 大腹子 8g 枳壳 8g
细青皮 8g 川椒目 3g 炒泽泻 12g 带皮苓 12g
陈葫芦瓢 10g 冬瓜皮 12g 新会皮 8g

二诊：10 月 26 日

臌胀初起，认为食积克伐太过，脾胃受损，健运无权，湿浊蕴积，已经两月，投温化方，按之柔软，汗出频多，脉象细弦，舌苔白腻。再予标本兼顾法。

陈葫芦 10g　浮小麦 12g　潞党参 10g　熟附片 3g
肉桂心 3g　川椒目 3g　青皮 8g　大腹子 6g
炙鸡金 8g　炒枳壳 8g　冬瓜皮 15g

三诊：10 月 28 日

投温中逐化方，臌胀按之柔软，小便清长，汗出颇多，脉象细弦。脾肾两微，湿浊内积已两月，再拟大剂平之。

璐党参 10g　熟附片 6g　肉桂心 3g　大腹皮 10g
炒青皮 8g　川椒目 3g　泽泻 10g　炙鸡金 12g
冬瓜皮 8g　陈葫芦 10g　炒枳壳 8g

四诊：10 月 30 日

迭投温中逐化，臌胀渐消，按之柔软，《内经》云，中满者，泻之于内。即其验也，惟汗出颇多，小溲不长，正气殊弱，湿浊难化，再守前法进步治之。

吉林参须 3g　熟附片 8g　肉桂心 3g　炒青皮 8g
沉香曲 10g　川朴花 2g　大腹皮 8g　带皮苓 15g
炒车前（包煎）10g　陈葫芦 10g　焦薏苡仁 12g

五诊：11 月 3 日

臌胀渐消，按之亦柔，汗出已止，口干，小溲不长，命火脾阳两微，湿浊留恋，非辛温之品不能消散阴霾，惟虑其伤阳，佐以微酸。

吉林参须 3g 熟附片 8g 肉桂心 3g 生白芍 6g
带皮苓 15g 福泽泻 12g 大腹子 6g 冬瓜皮 15g
陈葫芦 15g 焦薏苡仁 15g

二、膨胀调理

案 杨太太，7 月 1 日

膨胀初平，纳食呆钝，多进胀滞，形寒色瘁，神疲力乏，脉象沉细濡软，舌干少津，脾阳胃阴两伤，亟予建立中气拟方。候正。

炒冬术 8g 麸炒枳壳 8g 炙鸡金 8g 新会白 8g
炒竹茹 8g 白蒺藜 10g 焦苡米 10g 云茯苓 10g
佛手片 8g 长须谷芽 12g 白蔻衣（后下）1.5g

第十七节 耳鸣、耳聋

一、血虚耳鸣

案 1 金太太，5 月 26 日

耳鸣齿浮齿肿，午夜寐艰。脉象濡细，血虚于内，阳浮于上，治以柔润，潜镇为先。

生白芍 6g 龟甲 12g 怀山药 8g 抱茯神 10g
怀牛膝 10g 炒枣仁 10g 珍珠母 15g 北秫米（炒）12g
水炙竹茹 6g 嫩钩藤 10g 珍珠丸（包）10g

案2 冯太太，9月6日

营血不充，则内风自起，上为目花耳鸣，旁为肢臂麻木，脉象虚弦，口干舌麻，《内经》称气主煦之，血之濡之，即与养营益气，佐以潜阳息风。

制首乌 8g　绿豆衣 8g　白蒺藜 10g　炒池菊 8g
绵芪皮 8g　桑寄生 6g　丝瓜络 8g　煅石决（先煎）12g
柏子仁 8g　福橘红 8g　阿胶珠（蛤粉炒）8g

案3 马太太，9月11日

营血耗伤，脏腑失其营养，虚阳浮于升腾，目花耳鸣，舌麻，肢臂麻木，尚一气使然。再拟气养之剂，长期调理。

制首乌 6g　绿豆衣 8g　绵芪皮 8g　潼白蒺藜各 10g
白归身 8g　炒白芍 8g　桑寄生 10g　煅石决（先煎）12g
丝瓜络 8g　柏子仁 10g　橘白络各 6g

二、两耳失聪

案 徐女士

一诊：8月14日

两耳骤然失聪，脉象虚弦带数，本属血亏肝旺之体，口干便燥，经事先期，厥阳化风上扰巅顶，暂予清化，候正。

生白芍 8g　杭菊花 8g　白蒺藜 10g　嫩钩藤（后入）10g
炒枳壳 8g　橘叶络各 8g　炒竹茹 8g　煅石决（先煎）12g
夏枯花 8g　明天麻 10g　扶桑丸（包）10g

二诊：8月20日

两耳骤然失聪，左耳蝉鸣，晨起黏痰甚多，脉弦虚带数，舌苔黄腻，水不润木，虚阳化风挟痰浊上蒙清窍，治以益肾柔肝，涤痰开窍。

细生地 10g　山萸肉 6g　生白芍 10g　炙远志 5g
菖蒲根 8g　竹沥夏 6g　夏枯花 8g　煅磁石（先煎）10g
黑芝麻（捣，包）10g

第二章　外科医案

第一节　丹毒流火

案　燕先生

一诊：9月3日

一足肿流火，红气已退，肿胀不消，下部也微肿，多食作胀，小溲渐长，素嗜酒浆，湿热之邪壅滞络道，脉滑。

拟渗利逐化。乃缠绵之症也。

带皮苓 12g　怀牛膝 10g　晚蚕沙 12g　汉防己 6g
焦薏苡仁 10g　大腹皮 10g　炒泽泻 10g　炒枳壳 8g
忍冬藤 10g　枳椇子 10g　三妙丸（同煎）10g

二诊：9月8日

及投渗利清化，小溲颇长，足胫流火红肿已消，其履步亦轻，湿热之邪，最为黏滞，及至入络尤难逐化，仍守原意调理。

忍冬藤 10g　净连翘 10g　怀牛膝 10g　晚蚕沙（包）10g
花槟榔 6g　带条芩 15g　冬瓜子 15g　车前子（包煎）10g
杜赤豆 12g　汉防己 6g　三妙丸（包煎）6g

第二节 瘰疬

案 王小姐

一诊：9月26日

《内经》云："马刀挟瘿皆为劳。"今颈项瘰疬如连珠，脉象细弱无力，时有头晕痰浊，气血亏耗不能煦濡，亦其主因，扶正消坚法。

潞党参10g 当归8g 赤芍8g 芋艿丸（包）10g
炙僵蚕10g 橘红8g 淡昆布8g 熟薏苡仁各12g
绿豆衣8g 海蛤壳12g 大贝母10g

二诊：10月2日

颈项瘰疬发如联珠，脉象细弱，时有痰浊，肝火挟痰瘀滞络道，久则气血暗耗，《内经》鼠瘘之属，极难断根，再拟扶元消坚方。

清炙芪10g 潞党参10g 全当归6g 大贝母10g
炙僵蚕10g 慈姑片3g 淡昆布8g 薄橘红8g
焦薏苡仁12g 煅瓦楞10g 芋艿丸（包）10g

三诊：10月11日

迭予扶元消坚，气血较前充盛，痰浊少，鼻涕多，头项瘰疬消而未尽，脉象细滑。马刀挟瘿之属，非旦夕可除也，再予扶正消坚。

淡黄芪10g 党参10g 全当归10g 炒白芍8g
大贝母10g 炙僵蚕6g 仙半夏8g 云茯苓10g

橘红 8g　　淡昆布 10g　　生熟薏苡仁各 10g

第三节　脚气

一、湿热下注

案　吴先生

一诊：10 月 9 日

注射之后，身起寒热，此或反应使然，惟湿热素重，脾胃不清，纳食因之大减，肌肤湿气作痒，脉滑数，舌白腻。

治以清化和中。

苍术皮 3g　　炒黄柏 8g　　云茯苓 12g　　白蔻仁 3g
净连翘 10g　　新会白 5g　　福泽泻 10g　　炒竹茹（后下）8g
焦薏苡仁 12g　　彩云曲 10g　　炒香谷芽 12g

二诊：10 月 13 日

足趾湿气，流水溃腐，小溲浑黄，脉象濡数。受纳腥味稍有泛漾，湿热之邪下注三阴之经，治以清化泄浊。

炙苍术 3g　　炒黄柏 8g　　带条芩 12g　　枳壳 8g
焦薏苡仁 10g　　炒泽泻 10g　　苦参片 8g　　净连翘 10g
姜竹茹 8g　　梗通草 3g　　绿豆衣 18g

二、湿热浸淫

案　周夫人，10 月 24 日

足部湿热未愈而窜走肌肤，湿瘰粟起作痒，舌苔黄腻，头晕，脉濡滑。湿热浸淫，仿二妙丸例治之。

炙苍术 1.5g　炒黄柏 8g　苦参片 8g　京赤芍 6g
带皮苓 6g　焦苡米 12g　净连翘 10g　忍冬藤 10g
白鲜皮 8g　绿豆衣 10g　梗通草 3g

三、水湿内蕴

案　殷小姐，9 月 8 日

脚气浮肿，按之窅然，由裸过膝，步履无力，面部亦浮，手觉麻木，小溲觉短，水湿内蕴，病在脾肾，治以温化渗利，难求近功。

紫苏梗 8g　肉桂心 0.3g　花槟榔 8g　汉防己 6g
炒泽泻 12g　大腹皮 10g　冬瓜子 15g　川椒目 1.5g
带皮苓 10g　焦苡米 1.5g　怀牛膝 10g

第三章　妇科医案

第一节　月经病

一、月经不调

案1　徐小姐

一诊：5月25日

经行前后无定期，身热，鼻衄中脘痞结，脉来细滑而数。肝气内郁，风邪外束。治以疏化调经法。

炒当归8g　酒白芍8g　软柴胡1g　炒荆芥8g
白蒺藜10g　橘叶皮各8g　江枳壳8g　黄郁金8g
云茯苓10g　玫瑰花3朵　白蔻衣（后下）2g

二诊：5月27日

鼻衄热解，《伤寒论》所谓红汗是也。胸宇已舒，头部多汗，经行前后无定，舌苔黄腻。接予清热。

冬桑叶8g　杭菊花8g　佩兰梗8g　白蒺藜8g
江枳壳8g　炒竹茹8g　净连翘10g　黄郁金8g
新会白8g　碧桃干8g　梗通草2g

案2　张小姐

一诊：5月26日

经事逾期未转，头晕，带下甚多，脉象濡细。湿浊下注，肝气内郁，治以理气化浊为主。

全当归 8g　鸡血藤 8g　茺蔚子 8g　白蒺藜 10g
江枳壳 8g　橘叶络各 8g　海螵蛸 8g　炒川黄柏 8g
云茯苓 10g　炒杜仲 10g　月季花 3 朵

二诊：5 月 27 日

投理气调经，月事已转，腹部微胀隐痛，当脘觉痞，平时带下甚多，接予调畅气机而行瘀积。

全当归 8g　紫丹参 8g　茺蔚子 8g　制香附 8g
延胡索 8g　川楝子 8g　炒枳壳 8g　橘叶皮各 8g
白蒺藜 10g　炒杜仲 10g　佛手片 8g

案 3　杨奶奶，10 月 24 日

经事超前，色淡量少，头晕腰酸，腹胀，口干，脉象虚弦。肝体不足，脾用有余，木胜则土欠，气盛则火旺，此诸恙所内来也。暂以舒气调经。

炒当归 8g　炒丹参 8g　白蒺藜 6g　制木香 6g
橘叶白各 8g　川楝子 8g　炒川仲 10g　炒枳壳 8g
炒竹茹 8g　绿萼梅 1.5g　生熟谷芽各 12g

案 4　徐女士，10 月 27 日

内热素重，经行先期，口干舌燥，近来咳呛无痰，胸痛气闷，纳食减少，脉滑数。肝火犯肺，清肃失司，治以清气豁达。

炒牛蒡 6g　嫩前胡 6g　光杏仁 10g　江枳壳 8g

净连翘 8g　炒竹茹 8g　黄郁金 8g　浙贝母 10g
冬瓜子 10g　胖大海 10g　枇杷叶（去毛）6g

案 5　闵夫人

一诊：8 月 18 日

形寒身热，头胀，咳嗽，口苦，胸闷，经行先期，时日未断，腰脊酸疼，脉细数，表邪外郁，肝火内炽，治以清疏和营。

炒荆芥 8g　冬桑叶 8g　杭菊花 8g　炒牛蒡 6g
条黄芩炭 8g　银花炭 10g　炒杜仲 10g　炒续断 10g
白蒺藜 10g　丝瓜络 8g　藕节炭 2 枚

二诊：8 月 19 日

昨予清疏和营，身热已退，经行淋漓亦止，色淡量减，胸宇痞塞泛漾，咳恶口苦，肩胛腰脊掣痛，舌苔薄黄，接予舒气和胃，活络止漏。

当归炭 8g　白蒺藜 10g　炒枳壳 8g　左金丸（包）1.5g
橘皮络 8g　炒川仲 10g　桑寄生 10g　丝瓜络 8g
侧柏炭 8g　藕节炭 2 枚　白蔻仁（杵，后下）1.5g

案 6　朱夫人

一诊：8 月 18 日

经行 3 日，色淡量少，腹中隐痛，时有五心烦热，脉细弦数，气火内郁损及冲任，经非浅恙也，再予清营除烦。

炒当归 8g　炒赤芍 8g　紫丹参 8g　绿豆衣 8g
嫩白薇 10g　地骨皮 8g　炒川仲 10g　川楝子 8g
辰茯神 12g　炒蒺藜 10g　白残花 1.5g

二诊：8 月 20 日

腹不痛，经和渐止，口苦，五心时烦，觉热，夜寐不热，便难溲少，脉象细数，荣血不足则生内热，得之多时，再拟清肝坚阴。

生白芍 8g　熟女贞 8g　地骨皮 8g　青龙齿（先煎）12g
辰茯苓 12g　夜交藤 8g　嫩白薇 10g　柏子仁 10g
瓜蒌仁 10g　夏枯草 8g　白残花 1.5g

案 7　周奶奶

一诊：9 月 6 日

经事素有后期，今遂 3 月未至，腰酸腹痛，胸宇觉痞，脉象濡滑，舌苔白腻。血海虚寒之象，暂予温经法调理。

鸡血藤 8g　全当归 8g　艾绒炭 6g　玫瑰花 3 朵
炒白芍 8g　制香附 8g　炒杜仲 10g　炒续断 10g
菟丝子 8g　大川芎 2g　紫石英（先煎）10g

二诊：9 月 8 日

投温经方，腰酸，小腹觉堕，肢软乏力，经未行 3 月，有续至之势，血海虚寒亦仍显著，再拟前法出入也。

全当归 8g　酒炒白芍 8g　大川芎 2g　两头尖 10g
制香附 8g　艾绒炭 8g　杜红花 2g　炒杜仲 12g
炒青皮 10g　延胡索 8g　月季花 3 朵

案 8　谢小姐

一诊：欧战休战日

头晕已减，口干，食欲不佳，经行逾期未转，脉象濡滑。

肝虚胃气不畅，再拟调养方。

白蒺藜 10g　炒池菊 8g　江枳壳 8g　淡竹茹 8g
新会白 8g　绿萼梅 1.5g　紫丹参 8g　茺蔚子 8g
怀牛膝 8g　香谷芽 10g　月季花 3 朵　瓜蒌仁（杵）12g

二诊：11 月 15 日

头晕已减，纳食较增，经事逾期未转，脉濡细滑，肝血不充，胃失和降，腹行艰难，再与调养方。

炒当归 8g　酒炒白芍 8g　池菊炭 8g　潼白蒺藜各 10g
炒枳壳 8g　新会白 8g　绿萼梅 1.5g　姜麻仁（打）10g
炒竹茹 8g　香谷芽 10g　月季花 3 朵

案 9　女，32 岁

月经期感冒，经行 2 日即停，小腹作痛，身热转告，自觉全身不舒，脉象弦滑带数。仿傅青主加味生化汤。

防风 4.5g　羌活 2.4g　当归 4.5g　川芎 3g
桃仁 4.5g　延胡索 3g　炙甘草 1.5g

1 剂后即热退经行。

傅氏此方本治产后，因此方药与本证切合，即照原方加延胡索。

案 10　一女患者，38 岁

每日早起面部浮肿，冬季更明显，月经后亦较甚。经末每月超前，色紫夹块，量或多或少，多时较为舒畅，少则反觉头晕，浑身不适。经行净后有四五天腹痛，兼下坠感，腰连两下肢亦酸痛乏力，手足冰冷不温，脉象沉细。患者就诊的目的主要为经后痛。据述痛时气力毫无，最为难受。从症状分析，肝肾虚寒，冲任亏损，中气亦不能提挈。虽然经来色紫夹块，亦由血海虚寒所致，不同于瘀热。处方用熟地黄、附子、淫羊藿、艾叶、阿胶、藏红花、黄芪、白术、桂枝、白芍、茯苓。先服10剂，无不良反应；再服10剂，经行量多，色转红，净后腹痛轻减，仍有下坠感，原方去红花加升麻调养。

二、经期杂症

案1 王右，6月1日

经行腹痛，夹有瘀块，脉弦。此肝气郁滞而营行不畅也，亦属实证，即予理气调经方。

全当归 8g　大川芎 2g　细青皮 8g　制香附 8g
延胡索 8g　川楝子 8g　炒枳壳 8g　紫苏梗 8g
炒杜仲 10g　炒蒺藜 10g　云茯苓 10g

案2 顾女士，9月5日

伤寒之后，气血亏耗未复，饮食虽旺，形体渐充，脉仍有濡滑，时有头晕、心悸气短、发堕等症，经事之停闭即基于此，接予养营和中。

炒当归 8g　炒白芍 8g　鸡血藤 8g　炒冬术 8g
肥玉竹 8g　穞豆衣 8g　炒酸枣仁 10g　朱茯苓 10g
炒竹茹 8g　月季花 3 朵　煅石决明（先煎）12g

案3 庄少奶奶，9月4日

先下赤痢，痢未瘥，而经事又临，纳食呆钝，脘酸，腹疼痛，脉滑数，舌苔黄腻。暑湿内蕴，胃肠不清。治以清化和营，候正。

荆芥炭 8g　赤白芍各 8g　藿香梗 6g　香连丸（包）2g
炒枳壳 8g　炒竹茹 8g　条芩炭 8g　地榆炭 8g
焦楂炭 10g　荠菜花炭 8g　炒香谷芽 10g

案 4　倪奶奶，11 月 11 日

每值经行，腰部尾间肢体酸疼，头晕，夜寐梦扰纷纭，胸宇泛漾，脉细滑，舌中剥。治以调肝为主。

炒当归 8g　川楝子 8g　炒白芍 8g　炒杜仲 10g
桑寄生 10g　炒续断 10g　夏枯草 8g　忍冬藤 10g
怀牛膝（盐水炒）10g　丝瓜络 8g
生石决明（先煎）15g

案 5　郑小姐，9 月 1 日

经事初行，未及两旬又至，腰俞觉酸，日前便薄未止，脉弦数，苔腻。肝有郁火，冲任不调，脾弱蕴湿，传化失常，拟两者并调。

当归炭 8g　焦白芍 8g　侧柏炭 8g　炒扁豆衣 10g
炒杜仲 10g　海螵蛸 10g　陈棕炭 8g　条芩炭 8g
煅牡蛎（先煎）12g　新会白 8g
黑归脾丸（包煎）10g

案 6　杨少奶奶，7 月 7 日

经行断续，色淡，腹痛，此冲任虚而不摄也，见食厌恶，

泛漾欲吐，头疼，口干且腻，脉来濡数。此暑湿内蕴而胃气不解也，治以清化。

鲜藿香 10g　炒枳壳 8g　新会皮 8g　炒竹茹 10g
彩云曲 10g　赤茯苓 10g　侧柏炭 8g　白蔻衣（后下）2g
炒杜仲 8g　川楝子 8g　白蒺藜 10g

三、崩漏

案 1　归太太

一诊：8 月 19 日

腹痛脘胀，大便秘结，今晨仅得少许，经行淋漓，减而未止，舌苔厚腻黄燥。肠胃积滞不降，气机被阻，再拟清肠和胃，先治其急。

鲜藿香 10g　炒枳壳 8g　郁李仁 10g　煨木香 8g
新会皮 8g　炒竹茹 8g　大腹皮 10g　白蔻衣（后下）2g
黄郁金 8g　保和丸（包煎）10g

二诊：8 月 22 日

大便已行，经行未净，夹有瘀块，少腹疼痛觉堕，头痛，呆食，苔黄腻而厚。血海不洁，肠胃不清，原因复杂，暂予调和营血而去积垢。

藿香梗 8g　紫苏梗 8g　制川朴 2g　延胡索 8g
川楝子 8g　青陈皮各 8g　炒杜仲 6g　焦楂炭 10g
鲜荷叶 1 方　炒枳壳 6g　白蔻仁（后下）2g

三诊：8 月 23 日

腰腹胀痛较减，经仍未净，便仍不爽，小溲亦仍不利，口干，食呆，舌苔黄腻。暑湿血瘀交错杂滞，再拟复方治之。

当归炭 8g　侧柏炭 8g　青陈皮各 6g　炒枳壳 8g
大腹皮 10g　焦楂炭 10g　炒谷芽 10g　白蔻仁（后下）2g
炒竹茹 8g

案 2　尤夫人

一诊：9 月 11 日

经行淋漓不断，腰酸，右臂酸麻，脉象濡细，年近七旬渐渐失其固摄之能，防其成崩，急予清荣止崩，候正。

归身炭 8g　焦白芍 8g　海螵蛸 10g　侧柏炭 8g
陈棕炭 8g　炒杜仲 10g　条芩炭 8g　藕节 2 枚
煅龙齿（先煎）12g　黑归脾丸（包）10g

二诊：9 月 14 日

予清营止漏，经行淋漓已止，带下绵绵，右臂酸麻。脉象濡细。气血两亏，荣卫不足，奇经受其影响，治以养营束带。

炒归身 8g　炒白芍 8g　炒冬术 8g　怀山药 8g
川断肉 6g　川杜仲 6g　海螵蛸 6g　云茯苓 3g
大芡实 12g　桑寄生 10g　丝瓜络 8g

案 3　计奶奶，9 月 12 日

本有血崩，今经行量少而淋漓不断，头脑空痛，腰腹酸滞，不耐操劳，又少休养，中气不能升举，冲任失其固藏，脉象濡软。治以和荣止漏。

归身炭 8g　焦白芍 8g　侧柏炭 8g　条芩炭 8g
陈棕炭 8g　穞豆衣 8g　煅牡蛎 12g　海螵蛸 6g

炒杜仲 10g　　藕节 2 枚　　补中益气丸（包煎）10g

案 4　归太太

一诊：8 月 19 日

腹痛脘胀，大便闭结，今晨仅得少许，经行淋漓而未止，舌苔厚腻黄糙，肠胃积滞不降，气机被阻，再拟清肠和胃先治其急。

鲜藿香 10g　　炒枳壳 8g　　郁李仁 10g　　煨木香 8g
新会皮 8g　　炒竹茹 8g　　大腹皮 10g　　黄郁金 8g
白蔻衣（后下）1.5g　　保和丸（包煎）10g

二诊：8 月 22 日

大便已行，经行未净，挟有瘀块，少腹疼痛觉堕，头痛，呆食，苔黄腻而厚，血海不洁，肠胃不清，原因复杂，暂予调气和营而去积垢。

藿香梗 5g　　紫苏梗 5g　　荆川朴 1.5g　　延胡索 8g
川楝子 8g　　青陈皮各 5g　　炒川仲 6g　　焦楂炭 10g
炒枳壳 5g　　鲜荷叶 1 方　　白蔻仁（杵，后下）1.5g

三诊：8 月 23 日

腰腹酸痛较减，经仍未全净，大便不爽，小溲仍稍不利，口干，食呆，舌苔黄腻。暑湿血亏错杂滞留，再拟复方治方。

当归炭 8g　　侧柏炭 8g　　青陈皮 8g　　炒川仲 10g
延胡索 8g　　炒枳壳 8g　　大腹皮 10g　　焦楂炭 10g
炒谷芽 10g　　炒竹茹 8g　　白蔻仁（杵，后下）1.5g

案 5　徐奶奶，9 月 7 日

数日来头痛甚剧，内热胸闷，食入泛漾欲吐不止，经行后期淋漓不断，风热肝火交郁，胃气亦失清降，脉象弦数，先予清泄。

大川芎 1.5g	冬桑叶 8g	杭菊花 8g	蔓荆子 8g
白蒺藜 10g	嫩钩藤 10g	江枳壳 8g	炒竹茹 8g
赤苓 12g	淡黄芩 8g	煅石决（先煎）12g	

案6 张奶奶，9月8日

迭经温养奇经，经行色红而淋漓旬日未止，腰不酸，肢不痛，夜寐渐安，纳食亦馨，接予益气和营止漏，候正。

炒党参 8g	炒熟地 8g	山萸肉 8g	砂仁（拌）1.5g
炒归身 8g	炒白芍 8g	侧柏炭 8g	炒川仲 10g
乌贼骨 10g	陈棕炭 8g	抱茯神 12g	藕节 2枚

案7 应奶奶，10月27日

经行如崩，夹有瘀块，腰酸，心悸，头晕，脉象虚大。肺肾阴亏，冲任失其固摄，非中年所应有，亟于和荣而调奇经，候正。

当归炭 8g	焦白术 8g	炮姜炭 1g	侧柏炭 8g
海螵蛸 10g	煅牡蛎 12g	炒杜仲 10g	炒续断 10g
抱茯神 12g	藕节炭 2枚	黑归脾丸（包）10g	

案8 朱小姐

一诊：9月29日

幼年失血过多，今岁经行如崩，遂使营阴亏乏，数月不止，面色皖白，口干，脉濡细弱，舌质淡，治以养血为主。

制首乌 8g	当归身 8g	炒白芍 8g	黑料豆 10g
甘枸杞 8g	熟女贞 10g	炒玉竹 8g	抱茯苓 10g
橘白 8g	绿萼梅 1g	龙眼肉 10 枚	

二诊：10 月 3 日

《内经》云，血荣在色，不荣其脉空虚，又云夺血者无汗，夺汗者无血，今面色皖白，心慌盗汗，脉濡细弱。亟宜大剂养营。

大熟地黄 10g	当归身 8g	炒白芍 8g	绵芪皮 6g
制首乌 8g	黑料豆 13g	炒枣仁 10g	抱茯神 12g
浮小麦 12g	黑芝麻 12g	龙眼肉 10 枚	

案 9 俞太太，9 月 6 日

经行前后，量多淋漓不断，腰酸，头眩，心悸，脉形滑数。肾阴不足，肝火内郁，冲任失其固摄，治以清营坚阴止漏。

生地黄炭 10g	归身炭 8g	炒白芍 8g	条芩炭 8g
炒池菊 8g	炒杜仲 10g	侧柏炭 8g	煅牡蛎（先煎）15g
血余炭 8g	抱茯苓 12g	藕节 2 枚	

案 10 雷嫂夫人，10 月 6 日

经行二月而转淋漓十余日未止，腰酸腹痛隐隐，头疼偏右，脉形细滑而数，舌苔薄黄，肝脏气火不静，冲任不固，治以柔肝止漏。

当归炭 8g	焦白术 8g	条芩炭 8g	海螵蛸 6g
侧柏炭 8g	血余炭 6g	炒川仲 8g	煅石决（先煎）12g
川楝子 8g	藕节 2 枚	夏枯草 6g	

案11 姚小姐，9月30日

经行淋漓少而不断，已延两旬，脉象细弱，冲任不固，中气亦乏提挈。再予调理，以静养为宜。

生地炭10g 焦白芍6g 熟女贞10g 炒于术8g
怀山药10g 乌贼骨10g 墨旱莲炒6g 陈棕炭8g
炒杜仲10g 藕节炭3枚 煅龙骨（先煎）15g

案12 顾奶奶

一诊：1929年元旦

经停4月余，孕症不显而见红旬余，色淡量少，淋漓不断，脉濡滑。责之冲任不固，始其见红，加以调治。

太子参8g 炒当归8g 焦白芍8g 侧柏炭8g
抱茯神12g 藕节炭3枚 陈棕炭8g 墨旱莲8g
海螵蛸（醋炒）12g 炒杜仲（盐水炒）10g
新会皮5g 煅牡蛎（先煎）15g

二诊：1月2日

经停四月，初来淋漓，昨忽如崩，血块甚多，投和荣方候，少而未净，形寒，头胀，口干。脉濡，拟前法出入。

炒党参8g 炒当归8g 焦白芍8g 海螵蛸10g
炒杜仲10g 云茯苓10g 侧柏炭8g 煅牡蛎（先煎）15g
藕节3枚 水炙竹茹8g 潼白蒺藜各10g

案13 王奶奶，9月24日

迭予益气和营，崩漏大减，呈轻腰脊酸疼，兼之有咳喘，痰多气短，脉象沉细濡弱，冲任亏损，脾肺困顿，接予多方调理，候正。

侧柏炭 6g　血余炭 8g　炮姜炭 1g　乌贼骨 12g
煅龙蛎（先煎）各 15g　炒杜仲 10g　霜苏子 10g
远志肉（水洗）8g　炙紫菀 8g　云茯神 12g
补中益气丸（包煎）12g

案 14　张太太，9 月 24 日

经行错前如崩，淋漓半月不断，腹胀作痛，神痿色皖，食减，脉象虚弱。即症而论，属血海郁热，《内经》所谓经水沸溢是也，拟方供参考。

生地炭 12g　条芩炭 6g　焦白芍 10g　海螵蛸 12g
陈棕炭 8g　川楝子 6g　侧柏炭 6g　血余炭 8g
藕节 2 枚　黑归脾丸（包煎）10g
煅龙蛎（先煎）各 15g

第二节　妊娠杂病

案 1　金夫人，9 月 22 日

咳嗽频繁，咯痰不爽，头痛，口干，季肋小腹牵引掣痛，脉浮滑数，舌苔白腻，怀孕 8 月，风痰聚于上焦，肺失宣化，治以轻疏邪客而安胎元。

冬桑叶 8g　净蝉衣 1.5g　炒牛蒡 6g　薄橘红 8g
炒竹茹 8g　海浮石 10g　炙款冬 8g　光杏仁 10g

浙贝母 10g　杭菊花 8g　胖大海 10g

案 2　谭夫人

一诊：9 月 23 日

怀孕 8 月，初时痢下，继增咳嗽，叠经清理痢止，咳稀痰多，气分喘息，舌碎疼痛，阴液受伤，气不清肃，予清气化痰。

北沙参 6g　炙紫菀 8g　光杏仁 10g　川象贝各 6g
竹沥夏 8g　金沸草 8g　海蛤壳 15g　生苡米 12g
净连翘 10g　抱茯神 12g　枇杷叶（清炙包）12g

二诊：10 月 10 日

怀孕 9 月，咳嗽经久不瘥，痰多气短，夜不安寐，脉象濡软，舌光，肺脏气阴暗伤，胎火上犯，清肃失司，治以清肺顺气。

北沙参 8g　真川贝 6g　瓜蒌皮 10g　炙款冬 8g
抱茯神 10g　海蛤壳 10g　光杏仁 10g　苏子霜 10g
生苡米 12g　合欢皮 8g　地枯萝 10g

案 3　项嫂夫人

一诊：5 月 25 日

脘痞作痛，泛吐酸苦清水，纳食呆减，头胀偏左，肝胃气滞，失其和降，脉象弦滑，怀孕 5 月，续予舒郁和中。

白蒺藜 2g　江枳壳 8g　橘叶白各 8g　煅牡蛎（先煎）12g
炒竹茹 8g　黄郁金 8g　香橼皮 8g　白蔻仁（后下）10g
老薤白 2g　香谷芽 12g　玫瑰花 3 朵

二诊：5月27日

怀孕5月漏红，小腹隐痛，头晕，胃气痞结，泛吐清水，脉细弦滑。病在肝胃二经，治以和中止漏而固胎元。

炒白术 8g　条芩炭 8g　侧柏炭 8g　海螵蛸 10g
陈棕炭 8g　炒续断 10g　炒蒺藜 10g　橘叶白各 8g
池菊炭 8g　藕节炭 2枚　煅石决（先煎）12g

三诊：5月31日

怀孕5月，漏红已止，腰酸，小腹时痛，脘痞泛漾，新感风邪又增咳呛，脉细滑。治以轻宣和中而安胎元。

炒白术 8g　淡黄芩 8g　炒续断 10g　白蒺藜 10g
橘叶白各 8g　光杏仁 10g　浙贝母 10g　白蔻仁（后下）2g
炒竹茹 8g　抱茯苓 12g　胖大海 10g

案4　李少奶奶，1月3日

腹痛愈，头胀，腰脊酸楚，带下，食减，入夜觉热，口腻，脉濡滑，怀孕3月，续予和养。

潼白蒺藜各 10g　白归身 8g　炒白芍 8g　金毛脊炙 8g
炒杜仲 10g　甜桑椹 10g　省头草 8g　新会皮 8g
炒竹茹 8g　云茯苓 10g　炒香谷芽 10g

案5　唐少奶奶，1930年元旦

怀孕3月，腰酸胀痛坠滞，带下绵绵，目眶觉痛，脉象濡滑。肝肾不足，防其见红，治以和养。

炒归身 8g　炒白芍 8g　炒杜仲 10g　潼白蒺藜各 10g
炒续断 10g　海螵蛸 10g　台乌药 10g　新会皮 8g

制香附 8g　　炒白术 8g　　丝瓜络 8g

案6　龚夫人，8月19日

经停4月半，曾受暑湿，今头目晕眩，胸膈痞闷，口干，饮水作胀，腹时隐痛，脉滑数。孕征渐露，余浊未清，暂予芳化和中。

鲜藿香 8g　　炒杭菊 8g　　白蒺藜 10g　　炒枳壳 10g
炒竹茹 8g　　新会白 8g　　净连翘 10g　　白蔻仁（后下）2g
黄郁金 8g　　彩云曲 10g　　佛手片 10g

案7　董嫂夫人

一诊：5月25日

身热3日，汗出不透，朝轻暮弛，头晕肢酸，咳嗽痰黏，胸宇疲闷，脉濡数，舌薄黄。风温时邪郁于上焦，经事两月未转，微觉腰酸，孕征，暂予清疏。

清豆卷 12g　　冬桑叶 8g　　炒牛蒡 6g　　鸡苏散（包）12g
焦栀皮 8g　　净连翘 10g　　黄郁金 8g　　光杏仁 10g
象贝母 10g　　橘红络各 8g　　佩兰梗 8g　　丝瓜络 8g

二诊：5月27日

身热已解，口苦作渴，咳痰不爽，脉象濡数，舌苔黄燥。湿热余邪稽留太阴阳明，续予清热。

冬桑叶 8g　　杭菊花 8g　　藿佩梗各 8g　　炒牛蒡 6g
光杏仁 10g　　浙贝母 10g　　江枳壳 8g　　炒竹茹 8g
焦栀皮 8g　　橘白络各 8g　　白蔻衣（后下）2g

案8 韩夫人，8月29日

经停3月余，脉象濡滑，孕征已显，时有头晕目眩，不能自持，夜寐多梦，此厥阴化风上扰巅顶，接予养血息风调治。

生白术 8g 绿豆衣 8g 白蒺藜 10g 玳瑁片（先煎）8g
炒池菊 8g 辰茯神 10g 夜交藤 8g 煅石决（先煎）12g
麸炒枳壳 8g 水炙竹茹 8g 煅龙齿（先煎）12g

案9 钱嫂夫人，8月21日

纳食呆钝，口干，饮水亦少，脘胸不畅，神疲力乏，大便闭结，经停2月，脉濡苔薄，孕征未显，湿浊中阻，先予调气畅中法。

鲜藿香 8g 炒枳壳 5g 新会皮 8g 白蔻仁（后下）1.5g
炒竹茹 5g 炒蒺藜 10g 火麻仁 10g 瓜蒌仁（杵）10g
黄郁金 8g 赤茯苓 30g 香谷芽 12g

案10 顾夫人，10月29日

经停3月余，初因劳顿受惊见红，今因咳嗽又见头晕、泛恶，脉象滑利，舌苔薄白，怀孕之象微露，体弱不能养胎，姑拟宣化和中而固胎元。

炒牛蒡 6g 光杏仁 9g 浙贝母 10g 绿豆衣 8g
池菊花 8g 侧柏炭 8g 条芩炭 8g 煅石决（先煎）12g
川楝子 8g 抱茯神 10g 黑归脾丸（包）10g

案11 严嫂夫人

一诊：9月2日

经居3月，带下绵绵，胸宇时有痞满，迩来手背疔毒肿痛，脉形滑数，怀麟之象。湿热稽留，暂予清化治之。

甘菊花 8g　地丁草 8g　净连翘 8g　江枳壳 8g
炒竹茹 8g　焦山栀 8g　带皮苓 12g　炒黄柏 8g
海螵蛸 6g　焦薏苡仁 12g　梗通草 2g

二诊：9月5日

疔毒发于手背已经破溃，口干，大便艰难，左肋痛，经停3月，脉象右手滑数，湿热毒邪内郁，经称，防其膏肓之变是也。暂予清解。

甘菊花 8g　地丁草 8g　净连翘 10g　净金银花 10g
焦山栀 8g　炒竹茹 8g　京赤芍 8g　瓜蒌仁（打）10g
焦苡米 10g　福橘红 3g　板蓝根（去节）30g

案12　姚夫人，7月5日

经停2月余，脉滑、舌苔薄腻，近来寒热自汗，头胀，脘腹作痛，怀孕之征未能明显，时邪外束，郁遏气机，先予疏化畅中。

鲜藿香 8g　紫苏梗 8g　炒杭菊 8g　金铃子 8g
橘叶白各 6g　白蒺藜 6g　台乌药 8g　制香附 8g
炒枳壳 6g　炒竹茹 10g　佛手片 8g

案13　鲍夫人，6月2日

恶风亦罢，但头汗出，食呆泛漾，胸宇不快，经停2月，带下甚多，舌苔黄腻。时邪郁热内恋，胃气不宣，再予芳化调中。

藿香梗 8g 炒牛蒡 6g 法半夏 8g 炒枳壳 8g
炒竹茹 8g 新会皮 8g 白蒺藜 10g 黄郁金 8g
赤茯苓 10g 炒香谷芽 10g 白蔻仁（后下）2g

第三节 带下

案 1 杨奶奶

一诊：10 月 19 日

头眩，心悸，胸闷泛恶，腹胀，经行先期，带下黄色，脉象虚弦，舌苔薄白，肝阳上逆，脾胃受制，失其和降，治以柔肝调中，难求断根。

穞豆衣 8g 炒池菊 8g 白蒺藜 6g 煅石决（先煎）12g
川枳壳 8g 炒竹茹 8g 黄郁金 6g 沉香曲 6g
香谷芽 12g 白残花 2g 白蔻衣（后下）2g

二诊：10 月 22 日

晕眩时作，胸闷泛恶，腰脊酸疼，带下黄色，经期每月提前，血虚肝阳上逆，脾胃受制，失其和降，再以柔肝和胃。

黑料豆 10g 白蒺藜 10g 江枳壳 8g 玳瑁片（先煎）8g
炒竹茹 6g 炒杜仲 10g 云茯苓 12g 煅石决（先煎）12g
海螵蛸 12g 炒香谷芽 12g 玫瑰花 3 朵 嫩钩藤（后下）10g

案 2 瞿奶奶，6 月 2 日

精神渐振，纳食亦馨，晨起痰中带红，腰酸带下，产育频繁，真元亏损，虚火上升，再拟培养。

甜冬术 8g　炒归身 8g　炒白芍 8g　熟女贞 10g
抱茯神 10g　柏子仁 10g　炒杜仲 10g　山茶花 8g
枸杞子 10g　香谷芽 10g　藕节炭 2 枚　十灰丸（包）10g

案 3　施奶奶，10 月 12 日

腰为肾之府，胁为肝之分野，阴虚则为头晕，腰酸，气滞则为两胁疼痛，因而带脉失司，引湿热下注则为白带绵绵，再予调养肝肾。

潼沙苑 10g　穞豆衣 8g　炒杜仲 10g　煅石决（先煎）12g
海螵蛸 10g　云茯苓 12g　江枳壳 10g　黄郁金 10g
橘叶白各 8g　当归须 8g　桑寄生 10g

案 4　林小姐，6 月 1 日

童年带下，进补脾化湿，已见轻减，良由带脉属脾，脾弱失制引而湿浊下注也，再宗效方进步治之。

潞党参 8g　清炙芪 8g　天生术 8g　怀山药 10g
云茯苓 10g　炒杜仲 10g　海螵蛸 10g　焦薏苡仁 10g
大芡实 10g　炙升麻 2g　炒陈皮 8g

案 5　计奶奶，6 月 1 日

腹痛时作，腰酸，带下甚多，纳食减少，脉象濡缓。气滞湿阻，肝脾同病，治以调气和中，化浊束带。

云茯苓 10g　怀山药 8g　炒白术 10g　白蒺藜 10g
新会白 8g　延胡索 8g　川楝子 8g　白蔻衣（后下）2g
炒杜仲 10g　海螵蛸 10g　炒薏苡仁 10g

案6 李女士

一诊：7月3日

经事转多涩少，经后带下甚多，股膝酸软，天寒则足部不温，脉象濡滑，肝气郁滞，脾湿内阻，阳不四布，再拟健脾化浊。

炒白术 8g 怀山药 6g 云茯苓 10g 炒当归 8g
炒川仲 10g 炒川断 10g 海螵蛸 10g 甘枸杞 8g
巴戟肉 8g 怀牛膝 8g 白蔻仁（后下）1.5g

二诊：7月7日

投健脾化浊，胻酸已愈，带下亦减，腹中胀满不舒，舌苔薄黄，此受暑湿之邪郁于肠胃，再予清化调理。

鲜藿香 10g 炒枳壳 8g 新会皮 8g 白蒺藜 10g
炒竹茹 8g 云茯苓 10g 金樱子 8g 炒车前（包煎）10g
白蔻衣 1.5g 怀牛膝 8g 乌贼骨 10g

案7 林小姐，5月25日

脾虚带脉失职，湿热下注，迭予清化和中，带下、溲黄、头汗神疲已减十五，仍守效方增损调治。

潞党参 8g 蒸于术 6g 怀山药 8g 大芡实 10g
云茯苓 10g 海螵蛸 10g 川黄柏 6g 炒苡米 8g
新会白 6g 碧桃干 8g 浮小麦 12g

案8 李小姐，5月27日

投理气调经事已转，腹部微胀隐痛，当晚觉痞，平时带下甚多，接予调畅气机而行癥积。

全当归 8g　紫丹参 8g　茺蔚子 8g　制香附 8g
延胡索 8g　川楝子 8g　炒枳壳 8g　橘叶白各 8g
白蒺藜 10g　炒杜仲 10g　佛手片 6g

第四节　产后病

一、足月产后病

案 1　龚夫人，11 月 3 日

产后腰俞脊背觉冷，冷彻首骨，心气内洞艰寐，口燥，脉象细弱，舌苔厚腻，荣血亏耗，心肾不交，亟与补益，毋使久延。

炒熟地 10g　潼沙苑 10g　山萸肉 8g　砂仁（同炒）1g
菟丝子 8g　甘枸杞 8g　熟女贞 10g　炙狗脊 6g
炒杜仲 6g　炒续断 6g　夜交藤 8g　抱茯神 12g
新会白 6g

案 2　徐奶奶，11 月 12 日

产后 3 月，经已再行，营阴亏耗，腰脊酸楚，睡眠艰难，目糊，脉细。再拟培养肝肾。

炒生地 10g　山萸肉 8g　熟女贞 10g　甜桑椹 10g
炒杜仲 10g　炙金毛脊 8g　炒池菊 8g　潼白蒺藜各 10g
云茯苓 10g　玫瑰花 3 朵　煅石决（先煎）20g

案 3 杨少奶奶，1929 年 1 月 2 日

产后营血亏耗，虚火不静，投坚阴和中之品，脘痛已微，面浮亦减，舌光绛，脉细数。再守原方调理。

细生地黄 10g 当归身 8g 炒白芍 8g 煅牡蛎（先煎）12g
炒竹茹 8g 炒冬术 8g 炒玉竹 8g 炒扁豆 10g
怀牛膝（盐水炒）8g 绿萼梅 2g 炒蒌皮 10g

案 4 陈少奶奶

一诊：10 月 8 日

产后即得溲癃证，尿意频数，努力始得，微有刺痛，口干，腰疼，脉细滑数，延今过月，瘀热内积，膀胱不洁，治以清化通利方。

炒土牛膝 6g 炒牡丹皮 8g 生草梢 6g 海金沙 8g
瞿麦穗 8g 炒杜仲 12g 块滑石 12g 炒车前（包煎）10g
江枳壳 8g 炒黄柏 8g 焦薏苡仁 12g

二诊：10 月 9 日

产后得溲癃证，频数不爽，腰酸，小腹酸滞，脉细滑数，口干。膀胱为州都之官，瘀热内蓄，不能蒸化，治以清利下焦。

炒土牛膝 6g 延胡索 8g 金铃子 8g 带皮苓 12g
生草梢 8g 炒杜仲 8g 海金沙 8g 瞿麦穗 8g
净石韦 8g 炒黄柏 8g 焦薏苡仁 12g

三诊：10 月 11 日

两进清利下焦，腰痛、小腹酸滞已见轻减，小溲依然艰

涩不爽，口干，脉细滑数。留瘀未尽，湿热内蓄，再予前法出入。

炒丹参 8g　京赤芍 6g　川楝子 8g　炒杜仲 6g
生草梢 8g　带皮苓 15g　海金沙 8g　瞿麦穗 8g
炒黄柏 8g　通天草 8g　车前子（包煎）6g

四诊：10 月 14 日

投祛瘀而化湿热，腰痛、小腹酸滞均见轻减，小溲依然艰涩而刺痛亦渐减，脉象细滑。得之产后膀胱不约不节，再拟前方增损。

京赤芍 6g　炒黄柏 8g　川楝子 8g　炒杜仲 10g
炒续断 10g　生草梢 8g　瞿麦穗 8g　车前子（包煎）10g
海金沙 8g　净石韦 8g　焦薏苡仁 12g

五诊：10 月 17 日

祛瘀浊，化湿热，小溲转畅，小腹酸滞亦减，得之产后延今 1 月，乳汁为之稀少，此正气亏损未复也，接予益气和荣，仍入清化之品。

潞党参 8g　炒白术 8g　全当归 8g　炒杜仲 10g
炒续断 10g　生草梢 8g　炒黄柏 8g　海金沙（包）8g
焦薏苡仁 12g　川楝子 8g　炒蒺藜 10g

六诊：10 月 20 日

小溲涩痛已愈，胃纳尚佳，乳汁稀少，大便腹疼不爽似痢，得之产后，气血亏损未复，湿热停滞下焦，续予扶元祛邪方。

潞党参 8g　清炙芪 8g　炒当归 8g　炒白术 8g
炒杜仲 6g　新会白 8g　煨木香 2g　彩云曲 10g

大腹皮 10g　炒香谷芽 10g　焦薏苡仁 10g

七诊：10 月 24 日

腹痛止，大便亦入正轨，小溲不清，微觉涩滞，乳汁稀少，脉象濡软。产后气血亏耗，八脉空虚，不能生化，再予培养，欲速不达。

潞党参 8g　清炙芪 8g　炒当归 8g　长须谷芽 12g
炒冬术 8g　炒玉竹 6g　炒杜仲 10g　炒薏苡仁 10g
云茯苓 10g　鲜石斛 8g　新会白 8g

案 5　徐奶奶

一诊：9 月 9 日

或觉轰热，或觉似寒，头痛甚剧，胸宇烦闷，口淡，腰酸，小腹气攻隐痛，脉弦数，肝脏气火郁结，失其条达之性，治以清肝调气。

银川柴胡 3g　冬桑枝 8g　杭菊花 8g　薄荷尖（后下）3g
蔓荆子 8g　白蒺藜 10g　炒枳壳 8g　煅石决（先煎）12g
黄郁金 10g　荷蒂 2 枚　川楝子 8g

二诊：9 月 11 日

产后经水未通，浮肿消退而内热不消，时觉轰热起，腹饥纳食不旺，肢软力乏，脉象濡细带数，阴虚湿热内恋，治以清营芳化。

银川柴胡 1.5g　地骨皮 8g　嫩白薇 6g　焦冬术 8g
带皮苓 12g　新会白 8g　炒姜皮 10g　炒竹茹 8g
桑寄生 10g　炒苡米 10g　丝瓜络 8g

案6 徐少奶奶

一诊：9月21日

经闭有血枯血滞之分，今月事乃转于产后，潮热销铄，腰酸，脉象细弱，属于肝肾阴亏显然，治以坚阴和营。

白当归身 8g 炒白芍 8g 鸡血藤 8g 炒川仲 6g
甘枸杞 8g 熟女贞 10g 嫩白薇 10g 炒竹茹 8g
茺蔚子 10g 菟丝子 8g 月季花 3朵

二诊：9月24日

血枯经闭，潮热已淡，腰酸心悸，又因外感咳呛，口苦食减，脉象细弱，此亦痼疾加以外感之属，再拟前法参入宣化。

全当归 8g 鸡血藤 8g 炒玄参 8g 炙款冬 8g
炙紫菀 8g 炒牛蒡 6g 光杏仁 10g 浙贝母 10g
橘红 8g 炒竹茹 8g 抱茯神 12g

案7 徐少奶奶，8月16日

足部浮肿，晨起面部亦见虚浮，胸闷，小溲极短，脉象濡滑，产后气血未复，面色不华，湿浊之邪中阻矣。予逐化宽中法。

紫苏梗 8g 炒枳壳 8g 带皮苓 12g 黄郁金 8g
新会皮 8g 大腹皮 10g 炒泽泻 10g 汉防己 10g
焦苡米 12g 淡姜皮 1.5g 白蔻仁（杵，后下）1.5g

案8 吴嫂夫人

一诊：9月21日

昨日身热之后，仍有恶寒头胀，胸宇不畅，纳食减少，四肢酸软，脉象细弦带数，舌苔薄腻。产后失调，营卫不和，时邪外乘，治以轻疏和中。

冬桑叶 8g　杭菊花 8g　炒防风 8g　白蒺藜 10g
橘白 8g　炒枳壳 8g　焦山栀皮 8g　淡竹茹 8g
黄郁金 6g　茯苓 12g　香谷芽 12g

二诊：9月22日

产后失调，营卫不和，感受风寒，曾经发热，昨予疏解，表邪已撤，头胀胸闷，肢酸亦见轻减，脉细弦数。内热未清，予清热。

冬桑叶 8g　净连翘 10g　杭菊花 8g　焦栀皮 8g
白蒺藜 10g　炒枳壳 8g　炒竹茹 8g　黄郁金 6g
赤茯苓 10g　丝瓜络 8g　香谷芽 10g

案 9　胡太太，1929年元旦

产后形寒头胀，目干齿胀，胸痛，骨节酸疼，脉象浮濡而数。感受时邪，内郁肺胃，治以清宣。

冬桑叶 8g　杭菊花 8g　炒竹茹 8g　炒牛蒡子 6g
焦栀皮 8g　光杏仁 10g　江枳壳 8g　炒薄荷（后下）2g
白蒺藜 10g　净连翘 10g　丝瓜络 8g

二、小产后病

案 1　凌奶奶，10月10日

脉象濡缓，舌苔黄腻，小产之后，时有胸脘缭乱，头晕目花，泛漾欲吐，食减，当胸一线觉冷，胃气虚寒，湿浊中阻，拟辛开苦降之法。

人参须 2g　仙半夏 6g　枳实炭 8g　新会皮 8g
黄郁金 6g　白蒺藜 10g　沉香曲 10g　大砂仁（后下）2g
代代花 3g　老薤白 2g　瓜蒌仁（打）10g

案 2　孔奶奶，1930 年 1 月 2 日

腹痛已愈，头晕，胸宇嘈杂，赤白带下，脉濡细。小产之后，肝肾并亏，续予调养。

归身炭 8g　焦白芍 8g　生地炭 10g　炒杜仲 10g
乌贼骨 10g　云茯苓 10g　樗皮炭 10g　侧柏炭 8g
陈棕炭 8g　炒蒺藜 10g　生熟薏苡仁各 10g

案 3　王夫人，1930 年元旦

小产后恶露净而复至，淋漓六七日不断，头痛，腰酸，脉象濡细。冲任不固，治以和荣止漏。

炒归身 8g　焦白芍 8g　炒白术 8g　潼沙苑 10g
杜仲 10g　海螵蛸 10g　侧柏炭 8g　陈棕炭 8g
炮姜炭 0.5g　云茯苓 10g　藕节炭 4 枚

案 4　江少奶奶，1929 年 1 月 2 日

小产 4 月，身热起伏，汗出颇多，头痛口干，舌苔中剥，脉浮濡数。营亏感受时邪，虑其缠绵，治以辛凉清解。

霜桑叶 8g　炒杭菊 8g　嫩白薇 10g　炒蒌皮 8g
焦橘皮 8g　佩兰梗 8g　青蒿梗 8g　绿萼梅 2g
光杏仁 10g　江枳壳 8g　炒竹茹 8g

第五节 妇科杂病

案1 仉奶奶，欧战休战日

每值经行，腰后尾闾肢体酸痛，头晕，夜寐梦扰纷纭，胸宇泛漾，脉细滑，舌中剥。此症似寒而实属热症也。治以调肝为主。

炒当归 8g　川楝子 8g　炒白芍 8g　炒杜仲 10g
桑寄生 10g　炒续断 10g　夏枯草 8g　生石决（先煎）15g
忍冬藤 10g　丝瓜络 8g　怀牛膝（盐水炒）10g

案2 王奶奶，欧战休战日

呕恶后起，纳食不馨，经停月余，脉濡，微露滑象，失其和降，予芳香调中。

炒蒺藜 10g　江枳壳 8g　炒竹茹 8g　新会白 8g
炒川连 0.5g　宋半夏 8g　云茯苓 10g　佛手片 8g
香橼皮 8g　绿萼梅 1.5g　香谷芽 10g

案3 李小姐，11 月 15 日

经水两旬未止，腰不酸，头微胀，眩晕时作，形寒。脉象濡细。肝肾亏损，治以和养。

炒归身 8g　炒白芍 8g　甘枸杞 6g　炒生熟地各 10g
熟女贞 10g　炒杜仲 10g　绿豆衣 8g　煅石决（先煎）12g
白蒺藜 10g　荆芥炭 1.5g　炒陈皮 8g

案 4 张女士，1 月 3 日

夜寐醒后不易入睡，目糊脸肿，经行腰疼，四肢经络不利，肝血肾阴並亏，再拟调养安神。

白归身 8g 炒白芍 8g 熟枣仁 10g 潼白蒺藜各 10g
炙远志 1.5g 辰茯神 12g 炒池菊 8g 夜交藤 8g
合欢花 8g 甜桑椹 10g 丝瓜络 8g

案 5 凌奶奶，10 月 23 日

投生姜泻心汤，胸宇痞结，寒冷已衰大半，耳鸣，午后头痛，脉象濡细而迟，脾胃虚寒，水饮内蓄，再予温运泄化。

人参须 1.5g 仙半夏 6g 炒蒺藜 10g 生熟谷芽各 12g
炒枳壳 8g 淡干姜 1g 新会皮 8g 白蔻仁（杵）1.5g
香橼皮 8g 云茯苓 12g 肉桂心 0.5g

案 6 刘小姐，8 月 25 日

经停 9 月，潮热起伏亦已 2 月，胸闷腰酸，作恶嗳噫，脉象细弦带数，面色不华，奇经亏损，肝火内燔，劳怯之门在望，暂予养营法。

熟地黄 10g 炒白术 6g 鸡血藤 6g 银柴胡 5g
地骨皮 5g 熟女贞 10g 炒川仲 10g 江枳壳 8g
嫩白薇 10g 橘叶白各 8g 月季花 3 朵

案 7 胡小姐，8 月 25 日

经行如期，面色黄，量少，腰俞疼痛时作，肝肾阴虚，脾湿下注，脉象濡细，治以和营化湿，候正。

炒当归 8g　云茯苓 12g　大川芎 1.5g　炙金毛脊 10g
炒川仲 10g　制香附 8g　怀山药 6g　酒炒白术 8g
炒泽泻 10g　茺蔚子 5g　艾绒炭 10g

案 8　尤夫人，9 月 20 日

投养血活络，左臂酸麻大减，惟经期酸麻易复见，脉来细弱，舌苔薄腻。气血交亏，失其固摄之能，再拟培养。

清炙芪 8g　炒当归 8g　焦白术 8g　甘枸杞 8g
熟女贞 10g　侧柏炭 8g　川断肉 10g　桑寄生 10g
西秦艽 6g　络石藤 10g　丝瓜络 8g

案 9　陶夫人

一诊：9 月 29 日

寒热往来，一日数度，汗出不解，头昏，胸疼，口苦，渴不多饮，大便燥结，胯间结核，脉浮数，苔白腻，风邪挟湿，内郁少阳，已经 6 日，适值临经，拟宣化和解。

冬桑叶 8g　软柴胡 1.5g　淡黄芩 8g　炒牛蒡 6g
仙半夏 8g　光杏仁 10g　焦山栀 6g　炒赤芍 6g
炒枳壳 8g　淡竹茹 8g　藿佩梗各 6g

二诊：9 月 30 日

昨予清宣和解，凉寒撤除，身热淡而未清，头昏，咳呛，舌苔白腻，脉象濡数，少阳郁伏之邪清泄，适值经行，再予疏化清解。

清豆卷 12g　冬桑叶 8g　焦山栀 8g　炒牛蒡 6g
炒枳壳 8g　淡竹茹 8g　光杏仁 10g　浙贝母 10g

仙半夏 8g　　炒赤芍 8g　　省头草 6g

案 10　朱夫人，9 月 7 日

血症七八载未发，近因胸宇烦冤，咯吐盈盈，口干味苦，寐难惊惕，时有轰热，烦劳多汗，大便白黑如墨，阴虚气失冲逆，下经旬日，仿缪氏治之。

生地炭 10g　　条芩炭 8g　　焦山栀 8g　　黛蛤散（包）12g

炒丹皮 8g　　怀牛膝 6g　　辰茯神 12g　　珍珠母（先煎）12g

墨旱莲 8g　　藕节 2 枚　　青龙齿（先煎）12g

第四章　儿科医案

第一节　发热

案1　张宝宝

一诊：8月23日

昨予清宣化邪，身热较淡，时间亦短，喉间痰多，口干，脉象濡滑而数。暑热内蕴已经逾月，再予守方出入，以不生变化为佳。

金石斛 10g　鲜藿香 10g　青蒿梗 8g　鸡苏散（包）12g

嫩白薇 8g　焦栀皮 8g　竹沥夏 8g　银川柴胡 3g

赤茯苓 12g　冬瓜子 10g　炒扁豆衣 10g

二诊：8月24日

刻诊身热已清，舌苔亦化，脉转濡缓，喉间痰浊仍多，口干，溲数。病已逾月，仍防余邪复燃，接予生津涤痰而祛余邪，候正。

金石斛 10g　鲜藿香 8g　炒牛蒡 6g　益元散（包）12g

炙僵蚕 10g　嫩白薇 8g　净连翘 10g　生熟谷芽各 10g

淡竹茹 8g　炒枳壳 8g

案2　雷宝宝

一诊：10月22日

寒热自汗，咳嗽，呼吸气短，口干，脉象浮滑而数，舌质红。暑气郁发，新风外束，郁于肺胃两经，颇虑缠绵，坚予清宣。

清豆卷 10g　苏佩梗 8g　冬桑叶 8g　炒牛蒡 6g
嫩前胡 8g　光杏仁 10g　江枳壳 6g　竹茹（同炒）6g
净连翘 10g　浙贝母 10g　焦山栀皮 8g　嫩钩藤（后入）10g

二诊：10 月 23 日

昨予清宣上焦，身热已淡，咳嗽，痰声辘辘，口干，昏睡，脉滑。风痰余热郁于肺胃，气机不利，仍防增变，接予宣化，候正。

净蝉蜕 3g　炙紫菀 6g　炒牛蒡 6g　嫩前胡 8g
竹沥夏 6g　橘红 8g　炙僵蚕 10g　浙贝母 10g
冬瓜子 10g　石菖蒲根 3g　焦山栀皮 8g

三诊：10 月 25 日

予宣化之剂，咯痰甚多，寒热昏睡均愈，痰声尚盛，风邪外郁，痰浊恋于中上二焦，再予宣肺涤痰可也。

炙紫菀 8g　炒牛蒡 6g　嫩前胡 8g　光杏仁 10g
浙贝母 10g　橘红 10g　竹沥夏 2g　冬瓜子 10g
炙僵蚕 10g　炒枳壳 8g　抱茯神 10g

案 3　程宝宝

一诊：9 月 12 日

伤风流涕已经多日，昨起身热甚炽，无汗，啼哭少泪，大便不爽，脉浮弦数，舌苔薄白，指纹紫，时邪郁肺，肺气不宣，治以辛凉。

淡豆豉 10g 荆芥穗 8g 冬桑叶 8g 焦山栀 8g
净连翘 10g 淡竹茹 8g 光杏仁 10g 江枳壳 8g
梗通草 1.5g 荷叶 1 方 嫩钩藤（后入）10g

二诊：9 月 13 日

身热甚炽，玄府或泄或闭，鼻塞流涕，口干引饮，脉象弦而数，时邪外乘，郁而化热，蕴于肺胃，再拟辛清凉解治之。

葛根 1.5g 冬桑叶 6g 青蒿梗 6g 薄荷（后入）1.5g
炒知母 6g 焦栀皮 6g 净连翘 6g 炒牛蒡 3g
炒竹茹 6g 钩藤 10g 朱赤苓 10g

案 4 张宝宝

一诊：9 月 2 日

身热不解，感受风邪而又炽热，咳嗽痰多，脉象浮滑。病久正伤，何堪再遭挫折，再拟清宣清解，候正。

净蝉蜕 3g 炒防风 8g 冬桑叶 8g 青蒿梗 8g
焦栀皮 8g 炒牛蒡 6g 嫩前胡 6g 浙贝母 10g
冬瓜子 10g 薄橘红 2g 荷叶 1 方

二诊：9 月 3 日

外感经久身热，淡而复起，咳嗽，痰多不爽，形瘦肉削，脉象濡滑而数，舌苔薄腻。余邪逗留，气阴已伤，防延入损，治以清营宣化。

金石斛 10g 银柴胡 8g 嫩白薇 10g 焦栀皮 6g
嫩前胡 8g 浙贝母 10g 冬瓜子 10g 净连翘 10g
佩兰梗 6g 赤苓 10g 长须谷芽 12g

案 5 朱宝宝

一诊：5 月 25 日

身热起伏已经 2 天，得汗不解，咳呛口干，大便溏薄，小溲短赤，脉象浮数。风温逗留肺胃，治以清宣和中。

冬桑叶 8g　杭菊花 8g　荆芥穗 8g　鸡苏散（包）10g
炒牛蒡 6g　焦栀皮 8g　净连翘 10g　嫩前胡（后入）10g
浙贝母 10g　朱赤苓 10g　炒扁豆衣 12g

二诊：5 月 26 日

身热淡而不清，口干，咳嗽，大便溏薄，溲短，舌苔薄腻。风温挟湿稽留，再与清宣和中可也。

粉葛根 2g　冬桑叶 8g　防风炭 8g　炒牛蒡 6g
法半夏 8g　新会白 8g　焦栀皮 8g　炒竹茹 8g
朱赤苓 10g　大腹皮 10g　炒扁豆衣 10g

三诊：5 月 27 日

身热已淡，咳嗽亦稀，大便不实，小溲短少，舌质红，苔薄白。湿热余邪稽留，再予清化可也。

冬桑叶 8g　防风炭 8g　炒牛蒡 10g　浙贝母 10g
法半夏 8g　炒竹茹 8g　藿香梗 8g　青蒿梗 8g
梗通草 2g　焦蒌皮 10g　炒扁豆衣 10g

四诊：5 月 29 日

外邪已罢，余邪稽留，咳嗽已稀，掌心微红，大便不实，小溲短少，脉象濡数。续予清解和中可也。

佩兰梗 8g　青蒿梗 8g　嫩白薇 8g　炒焦栀皮 6g
淡竹茹 8g　焦蒌皮 10g　梗通草 2g　炒扁豆衣 10g

新会白 8g　　生熟薏苡仁各 10g

案 6　胡宝宝

一诊：9 月 25 日

身热甚炽，8 日不解，咳呛痰多，神疲嗜睡，脉细数，舌光红绛，伤寒热郁于肺胃，缺盆下痰核大如鸡卵，小舟重载，亟予清热宣肺涤痰。

炙麻黄 1g　　光杏仁 12g　　净蝉衣 3g　　生石膏（先煎）12g
竹沥夏 6g　　川浙贝各 6g　　炒牛蒡子 6g　　净连翘 10g
竹叶茹各 8g　　炙僵蚕 10g　　朱赤苓 10g

二诊：9 月 26 日

身热 9 日，昨予麻杏石甘汤，得汗不解，咳嗽痰多，气机窒滞，神乏嗜睡，脉细滑，舌绛。伤寒化热挟痰，内蕴上焦不能宣发，仍与前法出入，候正。

炙麻黄 1.5g　　光杏仁 12g　　菖蒲根 8g　　生石膏（先煎）12g
川浙贝各 10g　　黄郁金 6g　　炒牛蒡子 6g　　净连翘 10g
白薇前各 10g　　江枳壳 8g　　梗通草 1.5g

案 7　刘宝宝，9 月 27 日

寒热 3 日，得汗不解，头晕，口干，胯间结核，疼痛，脉浮濡数，新凉外乘，郁于肺胃，有化热之势，亟予清解。

冬桑叶 8g　　青防风 8g　　苦桔梗 1.5g　　炒薄荷（后入）1.5g
炒枳壳 8g　　焦山栀 8g　　净连翘 10g　　炒竹茹 8g
生姜 1.5g　　丝瓜络 8g　　忍冬藤 10g

案8 柳宝宝

一诊：10月27日

寒热不扬，口渴，啼哭无泪，烦扰不安。大便稀水，一日数行，脉象濡数，舌苔白腻。脾虚寒邪乘袭，防成慢惊，急予温化和中。

紫苏梗 8g 扁豆衣炒 10g 新会皮 8g 煨肉果 8g
云茯苓 12g 姜竹茹 8g 大腹皮 10g 焦米仁 12g
煨姜片 2片 炒谷麦芽各 12g

二诊：10月28日

大便稀水初如豆汁，令转黄色，身热烦扰，口干，脉濡滑数，舌苔白腻，时邪外乘，脾运无权，小舟重载，再予疏化和中。

荆芥炭 1.5g 炒防风 1.5g 扁豆衣包 10g 新会皮 8g
煨肉果 6g 炮姜炭 1g 大腹皮 10g 云茯苓 12g
炒泽泻 10g 炒竹茹 6g 炒香谷芽 10g

案9 黄宝宝，8月23日

身热4日，入夜较炽，汗出不解，咳嗽，痰多作恶，苔腻，脉象滑数，暑风挟痰，湿蕴积肺胃，防风邪增剧，亟予清疏宣化，候正。

清豆卷 12g 净蝉衣 3g 炒防风 8g 炒牛蒡 6g
炙僵蚕 10g 象贝母 10g 焦栀皮 10g 生蒿梗 8g
薄橘红 5g 炒竹茹 8g 原赤苓 8g

案10 陈宝宝，10月24日

身热得汗不解，咳嗽，痰多如哮喘，口干，脉象滑数，舌苔薄黄，新风外乘，肺气不宣，故其缠绵，亟予疏化。

荆芥穗 8g　青防风 8g　冬桑叶 8g　炒牛蒡 6g
苦桔梗 1.5g　江枳壳 8g　焦栀皮 8g　净连翘 10g
炒竹茹 8g　仙半夏 8g　范志曲 10g

案 11　金宝宝，10 月 2 日

身热 1 日，朝轻暮盛，咳呛多痰，口干，脉濡数，舌苔黄腻。感受新凉，郁于上焦，肺气不宣，治以疏解，防其缠绵，

冬桑叶 8g　杭菊花 8g　炒牛蒡 6g　炒薄荷（后下）3g
嫩前胡 8g　光杏仁 10g　浙贝母 10g　橘红 5g
焦栀皮 3g　炒竹茹 6g　朱茯苓 12g

案 12　王童

一诊：5 月 26 日

寒热暮盛，头痛，口干，饮水呕吐，脉滑，舌白腻。风温挟湿，蕴于阳明，虑其缠绵，治以疏化。

炒香谷芽 10g　冬桑叶 8g　藿香梗 8g　黄郁金 6g
江枳壳 8g　炒竹茹 8g　制川朴 3g　焦栀子 8g
净连翘 10g　新会白 5g　赤茯苓 10g

二诊：5 月 27 日

身热较淡，呕吐已止，头痛项强，口干，胸闷，舌苔白腻。风温湿浊内阻，邪势鸱张，再拟疏化清解，防滋变端。

粉葛根 3g　青防风 8g　制川朴 3g　鸡苏散（包）12g
炒牛蒡 6g　炙僵蚕 10g　焦栀皮 8g　净连翘 10g
黄郁金 8g　江枳壳 8g　丝瓜络 8g

三诊：5月28日

身热头痛，项强不能转侧，口干，胸闷，舌苔黄腻。属痉病，风温痰浊内阻，深虑滋变，仿葛根汤法治之，候正。

粉葛根3g　川羌活3g　青防风8g　杭菊花6g
炒牛蒡6g　焦山栀8g　淡黄芩8g　炙僵蚕10g
橘红络各8g　忍冬藤10g　丝瓜络8g

案13　程宝宝

一诊：5月25日

身热得汗仍炽，咳痰，口臭，便薄，舌苔黄腻、尖红，脉数。颊部风痧隐现。风温内郁化火之势，急予清宣。

冬桑叶8g　青蒿梗8g　炒牛蒡6g　南薄荷（后入）2g
嫩前胡8g　焦栀皮8g　净连翘10g　干芦根（去节）18g
炒竹茹8g　梗通草3g　浙贝母10g

二诊：5月26日

身热起伏，咳嗽口干，服药呕吐，痰涎甚多，大便不实，脉象浮濡而数。风温内郁，肝胃同病，治以清透。

粉葛根2g　冬桑叶8g　青蒿梗8g　鸡苏散（包）12g
焦栀皮8g　浙贝母10g　江枳壳8g　炒竹茹8g
法半夏6g　朱赤苓10g　干芦根（去节）15g

案14　杨宝宝

一诊：9月5日

身热来复，汗出不解，咳嗽痰多，时有头胀，脉浮数，舌苔薄腻。感受新凉，郁于肌表，肺气不宣，防其再延化热，治以辛散上焦。

冬桑叶 8g　青防风 8g　净蝉蜕 3g　南薄荷（后入）3g
炒牛蒡 6g　焦山栀 6g　苦桔梗 1g　江枳壳 8g
光杏仁 10g　浙贝母 10g　广橘红 8g

二诊：9月6日

昨予辛散，上焦身热大减，咳呛，咯痰不爽，痰有臭味，齿缝出脓，脉濡滑数。余热稽留肺胃两经，续予清解可也。

冬桑叶 8g　青蒿梗 8g　净蝉蜕 3g　炒薄荷（后入）3g
炒牛蒡 6g　焦山栀 6g　炒知母 6g　净连翘 10g
光杏仁 10g　浙贝母 10g　炒竹茹 8g

三诊：9月7日

寒热之后，纳食减少，食入即便，便下不化，形体不充，脉缓，苔腻。肠胃薄弱，消运力乏，不能泌其清浊，以奉生身，治以建中固肠。

炒白术 8g　怀山药 8g　云茯苓 10g　煨肉果 6g
清炙甘草 3g　扁豆衣 8g　藿香梗 8g　白蔻衣（后下）3g
生谷芽 10g　罂粟壳 3g　焦薏苡仁 6g

四诊：9月8日

寒热已退，头晕，口有臭味，频转矢气，脉濡滑数。此余热稽留于胃，胃为湿热之薮，续予清解。

冬桑叶 8g　杭菊花 8g　青蒿梗 8g　净连翘 10g
焦山栀 8g　光杏仁 10g　炒知母 8g　淡竹茹 8g
梗通草 3g　丝瓜络 8g　朱赤苓 12g

案 15 顾宝宝

一诊：10 月 27 日

身热，咳嗽痰多，口干，食呆，大便不实，汗液极少，得之半月，新风引动伏邪，蕴于肺胃，脉象滑数，舌苔白腻。治以疏化，勿轻视之。

香紫苏 8g 清豆卷 12g 藿香梗 8g 炒牛蒡 6g
竹沥夏 3g 橘红 6g 浙贝母 10g 冬瓜子 10g
焦栀皮 8g 江枳壳 8g 赤茯苓 12g

二诊：10 月 29 日

身热半月余，二进疏化肺胃之剂，热势较淡，咳嗽，痰声较爽，脉象滑数，舌薄腻。缠绵之症，再守原意出入。

清豆卷 10g 苏佩叶各 8g 净蝉蜕 3g 炒牛蒡 6g
焦栀子 6g 嫩白薇 10g 浙贝母 10g 炙僵蚕 10g
竹沥夏 6g 橘红 8g 朱赤苓 10g

三诊：10 月 30 日

投疏化清解法，身热起伏，咳嗽，痰声颇爽，神疲，但欲眠睡，脉滑数，舌苔薄。秋温为病，再予宣化和胃。

清豆卷 12g 净蝉蜕 3g 冬桑叶 8g 焦栀皮 8g
浙贝母 10g 炙僵蚕 10g 橘红 8g 梗通草 3g
炒牛蒡 6g 嫩前胡 8g 嫩白薇 6g

四诊：11 月 2 日

身热淡而未清，咳嗽作恶，神疲嗜卧，大便不实，小溲短少，脉濡滑数，舌苔根腻。大势已平，余热痰浊逗留，再予清化涤痰。

银柴胡 8g　嫩白薇 10g　佩兰梗 8g　炒牛蒡 6g
法半夏 6g　橘红 8g　海浮石 10g　冬瓜子 10g
浙贝母 10g　炒扁豆衣 10g　赤茯苓 10g

第二节　咳嗽

案 1　徐宝宝，7 月 3 日

咳呛无痰，已越 3 月，喉痒，胸胁掣痛，口干，食减，脉滑数，舌匀净，风邪久郁化热，肺肃无权，治以清气豁痰主之。

净蝉衣 1.5g　炙斗铃 1.5g　嫩射干 8g　炒牛蒡 6g
嫩前胡 8g　光杏仁 6g　净连翘 10g　江枳壳 8g
冬瓜子 10g　地枯萝 10g　枇杷叶（去毛，包）10g

案 2　王宝宝

一诊：1930 年元旦

寒热鼻煽，痰声甚多，大便溏薄黏秽，脉象滑数。风邪食滞交阻肠胃治以疏化畅中，候正。

藿苏梗各 8g　炒荆芥 8g　冬桑叶 8g　焦栀皮 8g
炙僵蚕 10g　大腹皮 10g　浙贝母 10g　朱茯苓 10g
彩云曲 10g　江枳壳 6g　炒谷麦芽各 10g

二诊：1 月 2 日

寒热咳嗽，痰多气急，大便稀薄，脉滑数，苔腻已净。风痰郁肺，食滞伤胃，续予疏化和中。

炒荆芥 8g　冬桑叶 8g　藿香梗 8g　焦栀皮 6g
炙僵蚕 10g　炒扁豆 10g　大腹皮 10g　半贝丸（包）10g
赤茯苓 10g　炒竹茹 8g　炒香谷芽 10g

案3　朱童，5月27日

痰黏喉头，咯吐不爽，见食厌恶，神疲力乏，脉象濡滑，舌苔薄腻，脾湿胃热，郁蒸缠绵，治以清化调中。

藿佩梗各 8g　川朴花 3g　净连翘 10g　江枳壳 8g
竹沥夏 8g　光杏仁 10g　薄橘红 8g　白蔻仁（后下）3g
云茯苓 10g　炙鸡金 8g　生熟薏苡仁各 10g

案4　裘宝宝，9月23日

咳嗽，痰声甚多，咳甚恶吐，思食即厌，形肉瘦削，脉象濡滑，舌红有红刺。肺蓄风痰，脾胃薄弱，拟宣肺和中。

净蝉蜕 3g　炙款冬 8g　炒牛蒡 6g　薄橘红 6g
光杏仁 10g　象贝母 10g　仙半夏 5g　炒谷麦芽各 10g
江枳壳 8g　炒竹茹 8g　白蔻仁（杵，后下）1g

案5　朱宝宝

一诊：11月1日

泄泻之后，咳嗽，咳有痰声，能食形瘦，烦扰不安，脉象细滑，舌苔花剥。风邪湿热郁于肺胃，颇虑增变，暂予宣肺和胃。

净连翘 3g　炙紫菀 8g　炒牛蒡 6g　海浮石 8g

光杏仁 10g 浙贝母 10g 淡竹茹 8g 净连翘 10g
炒枳壳 10g 橘白 10g 赤苓 10g

二诊：11 月 2 日

风痰凝滞上焦，肺气不宣，咳嗽痰多，时有太息，脉象濡滑。清肃之令失司，阳明亦有郁热，接予宣化和中。

炙紫菀 8g 炒牛蒡 6g 嫩前胡 8g 海浮石 8g
冬瓜子 10g 橘红 8g 光杏仁 10g 象贝母 10g
竹沥夏 6g 江枳壳 8g 赤苓 10g

第三节 消化不良

案 1 黄宝宝，7 月 4 日

病后失调，胃阴销铄，湿热逗留，口干，咳嗽较浅，湿疹遍体作痒，夜寐不安，舌红光剥，再拟前法，消化和胃。

鲜石斛 8g 天花粉 10g 淡竹茹 8g 净连翘 10g
光杏仁 8g 橘白 6g 白鲜皮 8g 带皮苓 10g
绿豆衣 10g 金银花 8g 生熟苡米各 10g

案 2 刘宝宝，8 月 19 日

昨起身热无汗，胸闷腹痛、口干，饮水呕吐，脉象浮滑而数，舌苔黄腻，继受新凉，食滞内蕴，病在胃肠，治以疏化畅中。

淡豆豉 10g 荆芥穗 8g 青防风 8g 保和丸（包煎）10g
炒枳壳 8g 炒竹茹 8g 焦山栀 8g 净连翘 10g

橘红 8g　　鲜藿香 10g　　瓜蒌仁（杵）6g

案3　颜童，8月21日

腹部渐渐坚实，如切皮革，纳减，小溲不长，脉濡，脾胃薄弱，中阳不健，湿浊壅滞，症属胀满，左传所称，湿淫腹疾是也，治以温运分消。

焦白术 5g　　淡干姜 1g　　花槟榔 5g　　大砂仁（后下）1.5g
鸡内金 6g　　炒泽泻 6g　　青皮末 5g　　炒车前（包煎）5g
带皮苓 12g　　沉香曲 10g　　炒枳壳 5g

案4　刘宝宝，9月6日

寒热之后，纳食减少，食入即便，便下不化，形体不充，脉缓苔腻。肠胃薄弱，消运力乏，不能泌清浊以奉生身，治以建中固肠。

炒白术 8g　　怀山药 8g　　云茯苓 10g　　煨肉果 8g
清炙草 1g　　扁豆衣 10g　　藿香梗 8g　　生谷芽 10g
焦苡米 10g　　御米壳 1.5g　　白蔻仁（后下）1.5g

案5　李宝宝

一诊：5月31日

食呆腹痛，便薄，咳嗽作恶，间发寒热，脉濡滑，面色萎黄。湿邪阻于肺胃，已经多时，治以宣化调中。

藿香梗 8g　　仙半夏 8g　　新会皮 8g　　炒牛蒡 6g
浙贝母 10g　　炒枳壳 8g　　白蔻仁（杵，后下）3g
赤茯苓 10g　　洗腹皮 10g　　竹二茹（姜汁炒）8g

煨木香 3g

二诊：6 月 2 日

大便不实或稀水或溏薄，自呼腹痛，咳嗽作恶，食呆形瘦，痰湿中阻，肺肃无权，肠胃不健，再守前法调理。

焦白术 8g　藿香梗 8g　炒枳壳 8g　炒扁豆衣 10g
仙半夏 8g　新会皮 8g　赤茯苓 10g　炒香谷芽 10g
煨木香 3g　大腹皮 10g　白蔻衣（后下）3g

案 6　陈宝宝

一诊：9 月 24 日

泄泻青绿稀水，一日四五行，头汗，肢冷，形萎，脉濡，已经四日。脾肾阳虚，运化力薄，亟予温剂，附子理中汤主之。

熟附块 8g　土炒白术 8g　炮姜炭 3g　云茯苓 12g
清炙甘草 3g　炒桂枝 3g　煨肉果 5g　炒扁豆衣 10g
大腹皮 6g　生熟谷芽各 10g

二诊：9 月 26 日

予理中汤，泄泻已止，小溲不长，腹冷，脉濡，入夜烦躁，难寐。脾阳不振，命火亦衰，再拟温中而治下之法。

熟附块 10g　炒白术 6g　云茯苓 12g　清炙草 3g
扁豆衣 12g　大腹皮 10g　炙远志 5g　煅龙齿（先煎）12g
生熟谷芽各 10g

案 7　李童，9 月 3 日

痢止，脱肛不收，身热 3 日，头痛，纳食减少，脉象濡数。湿热食滞虽除，中气又陷，风邪流连不撤，治以升提疏解。

煨葛根 3g　冬桑叶 8g　炒防风 8g　青蒿梗 8g
藿香梗 8g　薄橘红 2g　炒杭菊 8g　焦栀皮 8g
焦薏苡仁 12g　荷蒂 2 枚　生熟谷芽各 10g

案 8　裘宝宝，11 月 3 日

投葛根黄芩黄连汤，下利清谷已止，身热未清，食入泛吐，舌苔花剥，脉象濡数。湿热时邪，蕴于阳明，续予清化。

煨葛根 3g　冬桑叶 8g　藿香梗 8g　焦薏苡仁 10g
扁豆衣 10g　嫩白薇 10g　炒枳壳 8g　生熟谷芽各 10g
赤茯苓 10g　荷叶 1 方　炒竹茹 8g

第四节　儿科杂症

一、湿疹

案　李宝宝

一诊：10 月 19 日

足部湿气，溃腐传为跗肿，上及足肿，脉象濡数，湿热之邪下注经络，大便不爽，小溲尚利，强化清化，淡渗，难求速愈。

制苍术 1.5g　炒黄柏 8g　带皮苓 15g　大腹皮 10g
炒泽泻 10g　焦苡米 12g　汉防己 8g　晚蚕沙 10g
陈木瓜 8g　炒枳壳 8g　淡姜片 1g

二诊：10 月 22 日

投清化淡渗，足肿，脉浮已渐消减，湿疮溃烂未能收口，

饮食颇旺，小水甚畅。续予逐化湿浊，候正。

制苍术 2g　炒泽泻 6g　汉防己 8g　新会皮 8g
炒黄柏 8g　苦参片 8g　陈木瓜 8g　淡姜皮 1.5g
带皮苓 10g　焦苡米 12g　晚蚕沙 6g　大腹子皮各 10g

二、风疹

案　华宝宝，7月1日

风痧已退，夜寐亦安，面目虚浮，咳嗽痰多，苔腻化薄，脉象濡滑。风邪上受，痰湿中阻，病在肺脾两经，再予疏化法治之。

青防风 8g　冬桑叶 8g　净蝉蜕 3g　炒牛蒡 6g
仙半夏 6g　大贝母 6g　炙僵蚕 8g　炒枳壳 8g
福泽泻 10g　冬瓜子 10g　新会皮 8g

三、伤食

案　张宝宝，5月28日

腹痛，大便不实，头痛偏左前额，脉滑。肠胃伤食，胃气不降，治以芳化和中。

藿香梗 8g　炒枳壳 8g　新会皮 2g　炒竹茹 8g
白蒺藜 8g　彩云曲 10g　云茯苓 10g　大腹皮 10g
煨木香 3g　干荷叶 1方　炒香谷芽 10g

四、瘰疬

案　黄宝宝，9月12日

瘰疬破溃，正气大虚，肺气不固，新凉外束寒热，咳嗽，纳食呆钝，脉细濡数，深虑淹渍增剧，暂予辛凉宣化，以除杂病。

冬桑叶 8g　炒杭菊 8g　青防风 8g　炒牛蒡 6g
光杏仁 10g　浙贝母 10g　橘红 8g　冬瓜子 10g
彩云曲 10g　赤苓 12g　炒谷芽 12g

附

秦伯未祖父秦笛桥医案

一、背寒

脊背栗寒，精神疲乏，纳食稍增，尚未复旧。气阳已伤，何能鼓舞，脉滑而数。甘养调之。亦越人之遗意也。

人参须　金石斛　朱云神　黑枣
制首乌　大生地　炙甘草　生姜
炙绵芪　酒白芍　制香附

二、舌刺

舌尖干刺，食物作痛。夫心开窍于舌，五行属火，全赖营血以养涵，犹之离卦，一阴寄于二阳之间，二阳即赖一阴以不亢，证属几番寒热，津液已伤，心阴亦耗，况复惊惕烦躁，正合《内经》心主是动，烦心憺憺。脉象左虚数，右滑。暂拟养液滋阴。

西洋参　朱麦冬　鲜石斛　淮小麦
东阿胶　川雅连　细生地　朱茯神
炒白芍　鸡子黄（冲）　柏子仁　莲肉心

三、瘕块

当脐动气，脐腹结瘕，痛掣少腹，腰围如带拘束，两足酸楚，不耐健步。皆主下焦精血之损。温养有情之属，摄纳奇经为宜。

淡苁蓉	小茴香	淮小麦	九香虫
炒归身	补骨脂	甘杞子	胡桃肉
厚杜仲	柏子仁	潼蒺藜（盐水炒）	

四、寒热

寒战身热无常，纳纯经阻。脉象右弦大左数，舌根腻。乃肝不条达，荣卫不和，即《难经》所谓阳维为病苦寒热，拟逍遥散法。

炒柴胡	宋半夏	焦白术	制香附
炒黄芩	云茯苓	粉丹皮	生姜
薄荷头	炒陈皮	炒归全	黑枣

五、项强

两目眩晕，项强似痉，口苦纳少。右脉弦细，左寸数。乃肝虚风动，营虚火炎。经云：诸暴强直，皆属于风；诸风掉眩，皆属于肝。此为的确病根，不特仲景葛根汤不能服，即桂枝加瓜蒌汤，亦非所宜也。

炒黄芩	炒归身	陈皮	荆芥炭
炒白芍	夏枯花	丝瓜络	煨天麻
阿胶珠	酒秦艽	炙升麻	

六、腹胀

开郁理气，腹痛已愈，口亦不苦不渴，饮食知味。惟痼疾仍在，据述三年来，清晨腹痛，必申左胁牵连中腹，盘旋无定，甚则抚摸有形如癖，渐觉下趋或得矢气，似易安和，今诊脉象左寸沉数而滑，左关沉弦，右寸浮大，余部缓涩。心阳内郁，君火不行，令相火代行侵肺，肺主一身之气，失其右降，不克通调。经云：壮火食气。丹溪云：气有余便是火。禀质血亏，更由气郁火烁。仍拟调气解郁，稍佐清火之品，未识效否。

制香附　　黄芩炭　　炒白芍　　生甘草
朱连翘　　炒川芎　　广郁金　　炒砂仁
苏梗　　归身炭　　广陈皮

七、脾虚

五旬以外，气阳已虚，内则神烦曲运，外则暑薰热蒸，气尤易伤，每年长夏，纳食不爽，四肢面浮，气机阻痹，安得上下流行宣畅。脉象右缓大，左略虚弦。是外感为少，内因为多。议用益气养胃，稍佐宣泄。

金石斛　　苋麦冬　　桑寄生　　六一散
白沙参　　粉丹皮　　宣木瓜　　五加皮
肥玉竹　　炒白芍　　炒泽泻　　佛手

八、腹痛

右脉沉按虚大，左脉软涩无力，清晨绕脐作疼，疲倦不耐步趋，喉间清涎上泛，味食甘酸则止。腹为至阴，子丑交阳，阳不胜阴，相搏则痛，胃为府属阳，以通为用，府阳窒塞，多升少降，甘能和中，酸能泄木，为胃所喜，理或有诸，经云：凡人动作云为，皆赖阳气以主持，况脾主四肢，职司健运，始病曾服峻剂攻下，继服解肌，汗泄太过，汗为心液，肌主皮毛，是不独脾胃交困，心与肺亦有伤焉。金不制木，木乘侮土，势所必至。然见肝之病先理脾胃，俾土厚不为木克，亦长沙夫子之言，何必沾沾以疏泄肝木为要务。

上党参　炙黑甘草　苋麦冬　益智仁
宋半夏　五味子　春砂仁　白茯苓
新会皮　天生术（蒸）　炒白芍　炒秫米

九、脘痛

胃脘窒痛或胀或糟，腰脊酸疼，咳嗽时作，恶风畏寒，脉息右迟细，左沉。木郁中土，少阳失生发条达之性，脾不健运，下不能制水，上不能生金，用当归建中汤意，辛甘和阳，为中权扼要。

归身炭　姜半夏　炙甘草　生姜
炙桂枝　九香虫　云茯苓　红枣
酒白芍　炒陈皮　谷麦芽

十、臂痛

肝主筋，筋者束骨而利机关，血虚风湿内踞，手臂酸楚，不得举动，已阅三年，势成痼疾，《内经》原有醪醴之法，今仿其意。

生黄芪　甘枸杞　怀牛膝　秦艽
当归　片姜黄　威灵仙　赤芍
桑寄生　海桐皮　川桂枝　炙甘草
北沙参　独活　川芎　茯苓
防风　杜仲

上药浸无灰酒。

十一、噎膈

左脉沉涩不匀，右脉细数，纳谷或噎，营液亏耗，火逆上气，仿《金匮》麦门冬汤。

连心麦冬　炒玉竹　原生地　姜半夏
酒炒当归　大枣　陈仓米

胸脘窒塞，粥饮入胃，更胀满气上，浑身筋节牵强掣痛，脉弦，乏冲和之象。《内经》以胃气为本，一则曰：人无胃气曰逆，再则曰：纳谷则昌，诚以胃为十二经之海，束筋骨，化精微，今生气索然，医药谅无功绩，日久恐成关格，先进苦辛，以开痞结。

制川朴　薤白头　云茯苓　广郁金
香橼皮　佛手柑　炒苡仁　制香附
炒青皮　姜半夏

十二、寒栗

背为阳，督脉行之，总摄诸阳，午前栗寒四肢麻疼，继即烘热口干，味淡，体质营虚液耗，伤在阴分，兹阳亦暗伤矣，黄昏齿痛，戌亥乃肝阴旺时，肝少藏血，厥阳上扰，脉息右带虚弦，左涩弱，仲景云：阴伤及阳，最难充复，姑拟和阳育阴。

鹿角霜　桂枝尖　北沙参　制香附
炙龟甲　炒白芍　白天冬　桑寄生
炒归身　炒生地　乌梅炭　炙甘草

十三、额痛

右脉弦数，寸部最甚，左脉虚细沉弦，右额角疼痛，日轻夜剧，右目羞明少光，甚则胸泛指麻口干。夫肝从左升，肺从右降，责之肝阴不充，肝阳上升，少阳相火，侵及肺金，前医谓中风寒，恐与无涉，姑拟轻清宣扬，以冀火衰风息，然后和血为主。

黑荆芥　粉丹皮　池菊花　荷蒂
炒归身　炒山栀　白蒺藜　黑穞豆
炒川芎　石决明　冬桑叶

十四、泄泻

食后不即泻，必胸次满闷，仍若速泻必盘旋肠鸣，中腹阵痛，须于渐觉气顺舒畅，因思腑为阳，脏为阴，五脏以藏为体，六腑以通为补，一脏一腑相为表里，阳明如市，万物所归，小肠为受盛之官，大肠司传道之职，胃失司化，不能泌别清浊，逼迫下注，直奔幽门，脏腑失职，由腑阳无权，脉息右迟细，左沉微其为寒湿浸淫，升降不和，中流无砥柱之权，据理已可见一斑，暂拟和中理气，以观效否。

台乌药　　姜半夏　　制香附　　福泽泻
炒苏梗　　焦枳壳　　云茯苓　　大腹绒
制川朴　　川桂枝　　乌沉香（冲）

《灵枢》云：脐以下皮寒，肠中寒。《难经》云：大肠泄食已窒迫，大便色白，肠鸣切痛，询食后注泄，肠或胀痛，必在日中，显见气痹寒积，阳不用事，有下流之性，而无上升之权，与经旨所言，证情确合，脉象两手关尺沉濡最甚。拟温中升阳，佐以理气。

炒干姜　　煨葛根　　吴茱萸　　白芍
煨升麻　　御米壳　　姜半夏　　制香附
炙甘草　　云茯苓　　煨木香

十五、暑证

暑之偏于热者，多手太阴证，似寒非寒，似热非热，腹鸣大便数行，肺气不利，不能通调水道，下输膀胱，况肺与大肠相为表里也。暑之偏于湿者，多为足太阴证，形神疲倦，四肢不健，脉象弦细微数。核此脉证，似宜两解，然肺主一身之气，肺痹开则三焦俱利，当以手太阴一经为主。

制川朴　　净银花　　广郁金　　炒竹茹
炒扁豆　　六一散　　西瓜翠衣　　白通草
藿香梗　　炒泽泻　　鲜荷叶

脉息右濡，左大微弦，舌苔薄白，情神不爽快，知饮不欲食。夫暑必由口鼻吸受，先伤肺胃，暑必挟湿，一味氤氲，伤在无形。《说文》：暑从日从者。者即“渚”古字，盖谓丽日临水而蒸发之气，即暑邪也。今人以暑属热，而不知有湿存乎其间，实为大误。惟当此君相二火司令，木为火母，厥阳亦习习暗动矣。议用轻扬清宣上焦，佐以疏泄肝木。

白蔻仁	厚朴花	宋半夏	生米仁
浙茯苓	鲜佛手	花片通	广郁金
陈广皮	鲜佩兰	醋炒青皮	

畏风身热，头胀不食，气滞下行，欲解不解，口黏腻，不渴饮，舌根黄苔。暑必挟有湿邪，蕴扰中宫，三焦蒙闭，先从和解，佐以微辛微苦。

白蔻仁	云茯苓	炒陈皮	炒黄芩
水炒软柴胡	广郁金	飞滑石	方片通
姜川连	姜半夏	鲜佛手	鲜佩兰

脉象濡缓，纳食不香，暑湿停留，氤氲不解，脾胃为土，皆喜燥而恶湿，湿渍不化，敦阜变为卑监，失其健运之职，姑仿东垣清暑益气汤而加减之。

炒沙参	云茯苓	炒砂仁	煨益智
炒苍术	川石斛	炒山药	炒红枣
炒陈皮	炙黑甘草	藿梗	老姜皮

十六、胃寒

味美知饥，食则易饱，困倦力乏，缘暑天酷热，人身之气不耐升泄，稍啖瓜果冷物，胃中清阳，不司旋转，脉象浮大，右觉微弦，不喜饮水，是其明征，土衰则木旺，升降尤易失职，仿生脉法，稍佐泻木，宣通胃阳。

高丽参	广郁金	浙茯苓	炒麦冬
炙甘草	宣木瓜	炒山药	鲜佛手
橘叶	五味子	宋半夏	炒白芍
炒砂仁（冲）			

十七、口臭

咳嗽已止，又增口臭，口臭未止，咳嗽复作，诊时脉象右手浮中沉三部弦数，左手浮无力，中濡细，沉带微弦。平日体质清瘦，禀木火之形，今核诸脉证，究属肝肾阴亏，水不涵木，木必生火，金受火刑，肺金无清肃之权，胃府积湿，生热上蒸，失司下降，是以舌色少润，而口不渴饮，前议养金制木，滋水制火，曾见小效，再用其意，参入微苦之品，庶几于阳明湿热，至化口臭，亦有关涉也。

北沙参	白菊花	生蛤壳	炒麦冬
黄芩炭	云茯苓	盐水炒黄柏	霜桑叶
玄参炭	生甘草	盐水炒知母	盐杏仁

十八、嗳气

诸恙已愈，纳食尚少，时或嗳气，想暑湿蒙混于中，经府先闭，胃气弱而不和，三焦因以失职，兹虽清化将楚，究竟升降权衡，仍觉胶固格阻，未能充周流动，脉息左濡右细，涩涩不匀，遵仲景心法，以旋覆花旋转于上，赭石镇隧于下，参甘补虚，姜夏开痞，加入平肝调气定当见效。

旋覆花	炙甘草	炒白芍	炒陈皮

代赭石	人参须	广郁金	煅牡蛎
姜半夏	云茯苓	制香附	炒砂仁
玫瑰花	生姜		

十九、疟疾

间日寒热，呕吐涎沫，脾不化津，积为饮邪，营卫不和，升降失职，必肝胆上逆，贯膈犯胃，脉沉左虚大，右滑，舌黄口干，不喜饮，先议逐饮，佐和中法。

姜半夏	川桂枝	焦白术	老生姜
白茯苓	炒白芍	姜竹茹	煨草果
生枳壳	软柴胡	盐陈皮	炒蜀漆

胆为清净之府，居半表半里，受邪则阴阳交战，故寒热往来，胆以温为佳，寒则不眠心悸，虚则气郁吐涎烦呕，涎与气搏，变生诸症，触事易惊，梦寐不祥，舌黄而干，脉沉左数右滑，师前人温胆汤法加减之。

姜半夏	炒栀子	朱云神	炒陈皮
醋炒软柴胡	炒竹茹	炒远志	桑寄生
九节草蒲根	炒枳实	炒黄芩	炒沙参

二十、牙痛

纳食不宣，牙龈胀痛，脉息浮大沉数，总属胃阴不滋，《灵枢·杂病篇》谓，齿痛恶清饮，取手阳明，不恶清饮，取足阳明，今从两主治。

川石斛	益元散	细生地	炒山栀

白沙参	生石膏	净银花	鲜荷叶
肥知母	炒玉竹	鲜竹卷心	集米仁

二十一、肠鸣

戴复庵云：日间无事，将晡腹膨，一夜肠鸣，不得宽泰，次早溏泄，是脾虚浊盛也。两肘腕软，气失运行，痰流四肢，亦有是证，仿古胃苓汤参蠲痹汤法。

片姜黄	陈皮	归全炭（酒炒）	生绵芪
制川朴	煨木香	高丽参（冲）	砂仁
赤芍	带皮苓		

二十二、痢疾

腹或痛坠，痢下后便血，或多或少，已经一载，色萎形瘦，脉右细涩数，左微弦，舌光。营分大伤，津液内竭，势必延成损证，姑拟合营涩血清热法。

北沙参	炒白芍	银花炭	炒生地
北秦皮	制丹参	炒槐米	香连丸
归身炭	地榆炭	樗根皮	炒荷蒂

二十三、噎症

快食作噎，病在吸门，吸门者即喉间之会厌也，前贤以为气血两虚。宜柔润之品，大忌香燥，取快一时，今诊左脉细涩，右脉微数，虚火内蒸，津液愈耗，背脊栗寒，亦阴衰阳结之象。先拟补血益阴，稍佐解郁理气。

制洋参	炒熟地	广郁金	生枳实
炒黄玉竹	大生地	真橘络	玫瑰花
炒麦冬	归身炭	升麻	

二十四、暑风

始因头痛畏风，身热目干羞明，脉数，右寸浮滑。此暑热伤液，复冒风邪，阳化内风，陡升上扰，汗已微泄，而热则未退。防成内经肺疟之候，先拟辛凉清泻。

甜杏仁	天水散	银花	生米仁
荆芥	冬桑叶	白蒺藜	鲜佛手
连翘	薄荷	鲜荷叶边	煨天麻

二十五、阳虚

脊背一线寒冷，直至头巅，四肢疲软无力，腰胁酸楚，肌肤奇痒如蠕动，爬搔不止。月事愆期，仍或带下。脉象虚缓，右细微弦。夫督行于背而统诸阳，任行于腹而统诸阴。冲脉有摄血于下，充肤热肉营养筋骨之力。带脉擅约束之权，督带衰乏，冲任不能拥护，营虚液耗，阳化内风，证有根蒂，姑拟通补奇经。

鹿角霜	炙龟甲	大熟地	制女贞
归身	炒白芍	桑寄生	杜仲
甘杞子	炒杭菊	潞党参（炒）	制香附
丝瓜络			

二十六、脾弱

胃主纳食，体阳而用阴，脾主健运，体阴而用阳。阴阳异位，《内经》于《太阳阳明篇》言之甚详。今胸次嘈杂似饥，食后或腹中胀满，可知脾胃升降不和，失其用矣。先天根本大伤，水不涵木，阳化内风，上扰清空，则头眩目旋。肺主一身之气，通调水道，下输膀胱，化源渐竭，右降无权。小便淋沥艰涩，心主血，营液枯涸，孤阳亢逆，则恼怒不寐。至若两足浮肿，步必履艰难，病在躯壳，治当从缓。脉数右涩左虚，舌光。姑拟益气调气，佐以清养。

吉林参　生棉芪　广郁金　玫瑰花
炒玉竹　制香附　焦枳壳　鲜橘叶
金石斛　宋半夏　炒栀仁

二十七、阴亏

寒热得汗已解，头痛亦止，纳谷则胸泛欲呕痰沫，味苦，眩晕不能辗侧，喉痛嗌干，右脉沉细左脉浮弦，舌尖红，根微白，此体质阴亏，孤阳易亢，饮邪内伏，脾肾俱伤，肾阴不充，肝木失养，胆经易于升泄。拟祛清嗌息风。

姜半夏　炒黄芩　刺潼蒺藜　白蔻皮
陈皮（盐水炒）　广郁金　池菊炭　川贝母
炒僵蚕　轻马勃　银花炭　冬桑叶

二十八、痰饮

脾主为胃行其津液，脾阳不振，则聚而为痰沫。故《内经》论咳曰无不“聚于胃，关于肺”者，即指此也。素患痰饮，背寒纳减。今更经事不行，腹胀且痛。盖阳气衰乏，冲任凝滞，脉右沉滑，左滞不扬。调经以理气为先，莫恃攻逐瘀阻，再伤气血。

川桂枝	炒白术	酒赤芍	煨木香
全当归	姜半夏	制香附	上安桂
大川芎	青陈皮	淡干姜	广艾绒

二十九、眩晕

经云：“心怵惕思虑则伤神，肝悲哀动中则伤魂。”神伤则不能主持而昏冒，魂伤则不能精详而狂妄。头疼眩晕，甚欲跌扑，纳减胸泛，漾漾欲吐，恶风畏寒，乃情志悒抑，郁火不舒，阴失眷恋，阳化内风，上升巅顶。脉象濡缓，左寸指下瞥瞥独见动数，显然心阴大伤，心阳极旺。心为肝子，肝虚无疑，将有不寐怔忡之患。先拟解郁息风，参和阳重镇之品。

杭黄菊	炒防风	甘枸杞	宋半夏
煨天麻	东白芍	桂枝	活磁石
白蒺藜	朱茯神	广郁金	冬桑叶

三十、咳嗽

病后咳嗽时作，肌肉瘦削，四肢不健。脉象左虚细，右弦滑。良由脾阳欠运，土不生金，金不能制木，木反挟心火刑金。经云："气不及，则已所不胜，侮而乘之；已所胜，轻而侮之。"又云："侮反受邪。侮而受邪，寡于畏也。"正此之谓。而即证论治，当重理脾，以治其本。

炙绵芪　宣木瓜　酒当归　穞豆衣
炒党参　阿胶珠　生白芍　炙紫菀
煨益智　怀山药　川贝母　池菊炭

三十一、带下

少腹胀痛，带下五色，四肢清冷，病起年余。兹脉象左沉濡，右虚弦而大，总由肝郁不舒，气痹络伤，八脉不能拥护。傅青主于五色带下，强分五脏，穿凿不经，今专以疏肝为主。

炒柴胡　炒川楝　炒归身　小青皮
荆芥炭　炒白芍　炒车前　制香附
云茯苓　炒延胡索　淡吴萸　炒黄芩

秦伯未验方类编

验方类编序

季寅不才，谬膺中医书局营业部主任，忽忽一年矣。此一年中，推广中医书籍，宣传中医文化，对于医界之贡献，自信不遗余力，顾于病家方面，殊鲜顾及。夫人不能免于病，病不能免于医药，人之于医药知识，其谁可无！乃环顾市间，其能以切要有用之医药书籍介绍于社会，而使人人保持其健康者，曾未一睹，此社会之缺憾，实医界中人所不能不亟起而弥补者也。窃念病家之需要凡二：一为灵验方剂，以备急救；一为医药常识，俾资摄养。爰特商请海上名医秦伯未先生编纂《家庭医药常识》一书，预定为四集。曰《验方类编》，曰《百病通论》，曰《药性提要》，曰《诊断大纲》阅三月而第一集《验方类编》脱稿。凡分五篇：曰内科验方，曰妇科验方，曰幼科验方，曰外科验方，曰急救验方。篇中复析为若干子目，俾便检阅。方药平正，说理浅近，深合于一般社会之需要。盖秦君学识既高，经验又富，此书之作，更愿以十年心得，尽量披露，自当倍见精彩，切合实用也。于是季寅之私愿偿，而病家得有保障。此果季寅之幸，抑亦病家之幸，而不能不同声致谢于秦君者焉。会台湾商界巨子黄茂盛先生闻之，愿附印四千余册，以便分赠当地人士。使人人得有医药上之常识，而促进人人臻于幸福之门，则本书之出版，急不容缓，尤可见云。发刊日，乃喜而为之序。

中华民国十九年一月一日四明钱季寅书于海上

目　录

第一章　内科验方

第二章　妇科验方

第三章　幼科验方

第四章 外科验方

第五章 急救验方

第一章　内科验方

一、外感门

伤风　伤风初起，形寒头痛，咳嗽痰多，鼻流清水，服下方即止。

荆芥钱半　防风一钱　桔梗八分　豆豉三钱
象贝三钱　薄荷八分　葱白二枚

伤寒　伤寒初起，寒热头痛，项强无汗，宜下方发之。

紫苏钱半　防风钱半　荆芥钱半　苦杏仁三钱
生姜三片

伤暑　夏月身热，头晕口渴，心烦懊侬，甚则气喘，此属外感暑气，宜服下方。

藿香三钱　青蒿钱半　天花粉钱半　黄芩三钱
香薷五分　知母三钱　滑石三钱　竹卷心钱半

中暑　中暑昏闷不醒，或伏暑停食，呕吐泻利，下方有回生之功。

茯苓二钱　甘草二钱　生姜汁一匙　醋炙半夏四钱

温病　春月发热，头痛口渴咳嗽，乃感受风热，宜投下方。

桑叶钱半　菊花钱半　黑山栀二钱　杏仁三钱
荆芥钱半　薄荷八分　象贝三钱　连翘三钱

燥病　外感秋燥，干咳不吐痰，喉干口渴，宜下方凉润。

麦冬三钱　玄参三钱　桔梗一钱　天花粉三钱

百部五分　甘草五分　陈皮一钱

疫疠　疫病初起，势未猖獗，但觉人事恹恹，胸胁苦满，速服下方。

槟榔二钱　厚朴一钱　知母一钱　甘草五分

白芍一钱　黄芩一钱　草果仁五分

二、内伤门

阴虚　阴虚火动，夜热昼寒，急以下方滋养，神效。

熟地五钱　玄参五钱　山萸二钱　地骨皮二钱

芡实三钱　五味子八分　麦冬二钱　沙参二钱

阳虚　阳气不充，时时畏冷，饮食不消，宜下方补之。

人参二钱　黄芪三钱　白术三钱　茯苓三钱

炙草八分　神曲三钱　陈皮一钱　干姜五分

气血两虚　饮食不进，形容枯槁，当补血以益燥，补气以益馁，下方主之。

人参一钱　白术二钱　川芎八分　谷芽三钱

麦芽钱半　炙草五分　当归钱半　茯苓三钱

熟地三钱　白芍二钱　陈皮一钱　神曲三钱

滑精　无梦精泄，是谓滑精，积久必成劳怯，急服下方。

人参一钱　芡实三钱　麦冬二钱　生枣仁三钱

当归钱半　山萸二钱　莲须一钱　山药三钱

熟地三钱　柏子仁三钱　远志一钱　五味子八分

多汗　不论自汗盗汗，均能亡阳伤阴，宜用下方以敛之。

人参二钱　黄芪皮三钱　当归身二钱　桑叶钱半
麦冬三钱　炒杏仁三钱　浮小麦三钱　糯稻根一两

怔忡　心悸不寐，宜以下方治其心。

茯神三钱　麦冬二钱　丹皮三钱　人参一钱
当归钱半　甘草五分　菖蒲八分　五味子八分
枣仁三钱

吐血　世人认吐血一证，不是火盛，即为阴亏。下方以引血归经为主，绝无流弊，可谓千金不换之良丹也。

黑芥穗三钱　炒丹皮三钱　当归钱半　人参一钱

吐白血　久病之人或吐血之后，吐痰皆白沫，其状似蟹涎，乃白血也。此症最危殆，世人不识，十治十死。伯未定下方，十愈五六，愿珍视之。

熟地五钱　麦冬五钱　五味子八分　山药五钱
干姜八分　山萸三钱　茯苓三钱　丹皮二钱
泽泻二钱

阳痿　阳物痿软不举，多由平日过于斫伤，服下方能复原。

巴戟天一钱　肉苁蓉一钱　杜仲一钱　肉桂八分
茯神三钱　人参八分　白术二钱　熟地五钱
山萸三钱　远志一钱

三、杂症门

霍乱　上吐下泻，四肢厥逆，服下方小便一通即愈，不必服热药补剂。

大腹皮三钱　藿香三钱　陈皮三钱　茯苓三钱

木瓜三钱 滑石三钱 白扁豆三钱 槟榔三钱
苏叶钱半 土炒苍术钱半 厚朴钱半 黄芩一钱
桔梗一钱 木通一钱 甘草五分 草果五分

干霍乱 干霍乱腹痛而不吐泻，通常用烧盐汤探吐，下方却灵验过之。

益母草汁一杯 生莱菔汁半杯 生蜜少许

疟疾 初起者宜用下方，轻者三剂可定，重者三剂亦轻。

柴胡八分 黄芩八分 槟榔六分 青皮六分
陈皮一钱 姜半夏一钱 茯苓一钱 威灵仙一钱
炒茅术八分 厚朴八分 炙甘草三钱 生姜三片

久疟 用下方连服三五剂，永不复发。

潞党参三钱 炒白术一钱 炙黄芪钱半 当归钱半
柴胡八分 陈皮八分 升麻四分 炙甘草三分
生姜一片 红枣二枚

痢疾 下方专治痢疾初起，不论赤白皆效。

葛根二钱 苦参二钱 炒陈皮二钱 陈松萝茶二钱
酒炒赤芍二钱 炒麦芽钱半 炒山楂钱半 川黄连五分

休息痢 痢疾时愈时发，下方用河井水各半煎好，露一宿，冲入饴糖少许温服，重者二三服神效。

藕节七个 荷叶蒂七个 炒侧柏叶七个 炒冬青叶七钱
炙椿皮七钱 地榆七钱

肝胃气痛 痛时煎服下方立止。

酒浸良姜二钱 醋浸香附三钱 陈皮二钱

噎膈 反胃膈气，多属于津枯血枯，下方效如神丹。

人乳一两　牛乳一两　蔗浆一两　梨汁一两
芦根汁一两　龙眼肉汤一两　人参汤一两　姜汁六滴

呃逆　轻者用纸捻触鼻中，使打嚏即已。连呃不休者，用下方浓煎呷饮。

柿蒂五枚　丁香一钱

咳嗽　诸般咳嗽，未成虚证者，皆可用下方。如初感风寒，加生姜二片。

桔梗二钱　炒荆芥二钱　紫菀二钱　百部二钱
白前二钱　炒甘草七分　炒陈皮一钱

热咳　肺热咳嗽，用下方置瓷瓶内，炭火熬膏，不时噙化。

藕汁四两　梨汁四两　姜汁三两　萝卜汁三两
白蜜三两　巴旦杏二两　川贝二两

消渴　饮不解渴，食入易饥，肠由火盛，下方最妥。

玄参三钱　麦冬二钱　生地三钱　竹叶三十片
菊花二钱　白芥子二钱　丹皮二钱　陈皮五分

顽痰　痰滞胸膈不化，或塞咽喉不爽，均宜下方。

柴胡一钱　茯苓三钱　甘草一钱　陈皮一钱
丹皮一钱　天花粉二钱　白芍二钱　苡仁三钱
白芥子五钱

哮喘　哮喘氹嗽，宜下方。

慈考竹　建兰叶等份

热呕　宜用下方清火，不可降火，降火则必变便血。

人参一钱　茯苓三钱　砂仁三粒　黄连八分

寒呕　宜用下方散寒，不可降寒，降寒则必变遗尿，伯未曾见治坏者甚多，故特表而出之。

白术二钱　人参八分　附子一钱　干姜一钱
丁香五分

水臌　满身皆肿，急投下方，不急治则小便闭结而死。惟至多以两剂为限。

黑丑一钱　甘遂五分　肉桂三分　车前子五钱

气臌　不可认作水臌，宜服下方三十剂。

白术三钱　茯苓三钱　苡仁三钱　甘草三分
肉桂一分　枳壳五分　神曲二钱　车前子二钱
萝卜子一钱　山药三钱

黄疸　宜下方调理。

茵陈三钱　陈皮五分　白术三钱　茯苓三钱
苡仁四钱

脚气　世人治脚气，专事逐湿，伯未用下方提气理湿，功效胜彼十倍。

黄芪三钱　人参钱半　白术三钱　防风一钱
肉桂二分　柴胡三分　苡仁三钱　芡实三钱
陈皮钱半　木防已三钱　陈木瓜二钱

水泻　下方神效。

白术一两　车前子五钱

大便不通　老年肠燥者用下方。

熟地三钱　玄参三钱　火麻仁三钱　牛乳一杯

便血　大便下血，用下方为末，每米饮调下一钱。

大萝卜皮灰　荷叶炭　生蒲黄等份

尿血 小便出血，痛不可忍，下方治之。按：尿血不可浪投止涩药，恐瘀积阴茎，痛楚难当也。

木通二钱 滑石三钱 黑丑六分 灯心草一扎
葱白二根

痫病 忽然卧地作牛马猪羊之声，吐痰如涌泉，急煎下方灌之。

南星一钱 附子一钱 柴胡一钱 茯神三钱
菖蒲三分 半夏一钱 白术二钱

满身作痛 服下方即止，切不可头痛治头，脚痛治脚。

柴胡一钱 甘草一钱 陈皮一钱 栀子一钱
白芍二钱 苡仁三钱 茯苓三钱 当归二钱
苍术二钱

腰痛 痛而不能立直者，下方主之。

盐杜仲五钱 破故纸三钱 熟地五钱 白术四钱
核桃仁二钱

背痛 老年背骨作痛，肾水亏耗。下方有补气补水，去湿去风之妙。

黄芪三钱 熟地三钱 山萸二钱 白术二钱
防风一钱 五味子三分 茯苓三钱 附子二分

腹痛 不论何种腹痛，服下方立止。

乌药末 香附末等份

胁痛 宜下方疏达肝气。

柴胡八分 青皮八分 香附八分 龙胆草八分
当归一钱 川芎一钱 枳壳八分 甘草三分

砂仁五分　木香五分

疝气　疝气胀痛，用温酒吞下方。

大茴香末一钱

牙痛　宜搽下方。如痛急，用末五钱煎汤漱之。

青盐五钱　川椒五钱　炒透露蜂房五钱

脱肛　用蜗牛灰和猪油涂敷，并服下方。

高丽参一钱　麦冬三钱　升麻五分　柿蒂五枚

痔疮　宜下方涂肛门，立奏奇功

田螺一个　冰片一分同捣烂

白浊　宜祛湿浊污垢。下方擂汁饮，一服即效。

生白果十二枚

久淋　淋病日久，小便不利，痛闷之极，下方主之，治老年淋病尤效。

藕汁一两　白蜜一两　生地汁二两

强中　前阴不痿，精滑无歇，时时如针刺，捏之则脆，速服下方。

破故纸钱半　韭子钱半

阴囊水肿　用下方研末，冷水调涂，须臾囊热如火，干则再上，小便利而愈。

煅牡蛎三两　泡干姜一两　车前子二两

阴囊湿痒　用下方研膏，涂掌心，合阴囊而卧，甚效。

川椒　杏仁各三十粒

第二章　妇科验方

一、调经门

月经不调　月经或前或后，不能准期，宜服下方。惟血热者须加丹皮一钱，生地三钱；血寒者须加肉桂五分。

熟地六钱　当归四钱　白芍三钱　川芎钱半
丹参三钱　茺蔚子四钱　香附二钱　白术三钱

月经先期　经来超前，多属血海有热，以下方清之。

丹皮三钱　地骨皮五钱　酒白芍三钱　熟地三钱
青蒿二钱　云茯苓三钱　盐黄柏一钱

月经后期　经来落后，多属子宫受寒，或肝气抑郁，宜下方。

熟地五钱　酒白芍五钱　酒川芎二钱　土炒白术二钱
五味子三分　肉桂五分　续断钱半

年老行经　妇人有五十外忽然行经者，为血崩之渐，当亟服下方。

人参三钱　黄芪三钱　熟地五钱　土炒白术三钱
酒当归二钱　山萸肉二钱　炒阿胶一钱　黑芥穗一钱
清炙草一钱　香附五分　木耳炭一钱

痛经　月经来时，每每腹痛，宜服下方。惟煎时须用黄酒一杯，尤验。

香附五钱　当归身五钱　川芎三钱　山药四钱

川郁金钱半 益母草四钱 杜仲三钱 陈皮二钱
官桂五分 紫石英三钱 艾绒一钱 白芷四分
生地五钱 炙甘草一钱 红花八分 炒枳壳二钱
炒白芍四钱

血崩 年老血崩，一时两目黑暗昏晕，急与下方煎服。

酒当归一两 生黄芪一两 桑叶三钱 三七根末三钱
白术五钱 熟地一两 五味子一钱

种子 种子以调经为先，月经既调，接服下方，伯未曾治十余人均见效。但有因男子精寒而子宫不纳者，或气衰而精易泄者，或精薄而不能成胎者，或痰多而精不纯者。又有因女子胞胎冷而不能摄精者，或脾胃寒而带脉无力者，或肝气郁而心境不舒者，或身肥而子宫缩入难受精者，皆当延医诊治，而尤以男女能养精养血为大关键。

大熟地八两 怀山药四两 山萸肉四两 丹皮三两
茯苓三两 泽泻三两 枸杞子三两 菟丝子四两
五味子一两 车前子三两 覆盆子三两

上药以石斛六两熬膏为丸，每日空腹时服四钱，淡盐汤下。

二、带下门

白带 阴门流下白物，如涕如唾，不能禁止，是为白带，下方万举万当。

炒山药五钱 人参一钱 酒白芍三钱 土炒白术五钱
车前子三钱 制苍术钱半 陈皮一钱 黑芥穗五分
软柴胡六分 甘草五分

青带 带下色青如绿豆汁，稠黏不断，宜下方。

茯苓三钱 酒白芍三钱 生甘草二钱 柴胡六分
茵陈二钱 炒栀子二钱 陈皮一钱

黄带 带下色黄如茶，其气腥秽，下方最妥。

炒山药五钱 炒芡实五钱 盐黄柏一钱 车前子一钱
白果十枚

赤带 带下色红似血，淋漓不断，宜服下方。

醋白芍五钱 酒当归五钱 生地三钱 炒阿胶二钱
丹皮二钱 黄柏二钱 香附一钱 红枣十枚
小黑豆一两

黑带 带下色如黑豆汁，其气亦腥，宜进下方。此症不多见，伯未临诊以来，仅见一人而已。

大黄钱半 茯苓三钱 车前子二钱 土炒白术三钱
炒栀子钱半 黄连五分 知母二钱 王不留行钱半
煅石膏三钱 刘寄奴钱半

带下 带下不论红白，用下方空心酒下。惟白者须用白花，红者须用红花。

鸡冠花末三钱

三、胎产门

安胎 妊娠后每月服下方二三剂，可以安胎，且将来可以易产。

酒归身钱半 生黄芪八分 姜炒厚朴七分 炒川贝一钱
川芎钱半 羌活五分 面炒枳壳六分 荆芥穗八分

酒泡菟丝钱半 酒白芍钱半 甘草五分 醋炒蕲艾七分

恶阻 妊娠恶心呕吐，思酸厌食，困倦欲卧，名曰恶阻，宜投下方。

人参五分 酒当归钱半 炒苏子钱半 土炒白术钱半
茯苓三钱 熟地三钱 酒白芍二钱 陈皮钱半
砂仁四分 炒神曲二钱

少腹痛 妊娠少腹作痛，胎动不安，如有下堕之势，亟煎下方进服。

人参二钱 熟地三钱 土炒白术三钱 炒山药三钱
炙甘草五分 炒杜仲二钱 枸杞二钱 蒸山萸二钱
炒扁豆三钱

跌损 妊妇失足跌损，致伤胎元，腹中疼痛，势如将坠，急服下方。

酒当归五钱 酒白芍二钱 生地五钱 土白术三钱
炙甘草五分 人参五分 苏木钱半 乳香五分
没药五分

堕胎 妊娠腰酸，胞胎欲堕，用下方最神。并治滑胎，惟必须久服。

人参钱半 白术五钱 炙甘草五分 熟地三钱
酒当归钱半 酒白芍钱半 炒芡实三钱 酒黄芩钱半

小产 妊娠后行房闪跌，均足致小产，而大多由于气不能固，用下方最得手。

人参五钱 生黄芪五钱 酒当归一两 茯苓二钱
红花一钱 丹皮二钱 姜炭五分

难产　难产以气血两虚者为多，服下方即生，且无横生倒产之患。

生黄芪一两　酒洗当归一两　麦冬一两　熟地五钱

川芎三钱

子死腹中　子死腹中，产妇甚危，速服下方。欲辨产妇吉凶，可观产妇之面。若无煤黑之气，是子死而母无死气。若有烟熏之气，是子死而母亦无生机。伯未屡以此辨，断断不爽。

人参一两　酒当归二两　川牛膝五钱　水飞鬼臼三钱

乳香二钱

胞衣不下　儿已下，而胞衣留滞腹中不下者，速进下方。伯未曾治数十人，均一剂而下，群皆叹服。

酒当归二两　川芎五钱　益母草一两　乳香一两

没药一两　麝香五厘　黑荆芥穗三钱

血晕　产后忽眼目昏花，中心无主，人以为瘀血冲心，实由气血两脱。普通以铁器烧红淬酸熏之，亦取其收涩。急服下方。攻效如神，此伯未不传之秘也。

人参一两　黄芪一两　酒当归一两　黑芥穗三钱

姜炭一钱

子肠不收　产妇肠下，亦属危证。先用醋三分，冷水七分和喷产妇面上。继用下方，捣涂头顶心，收即拭去。

蓖麻子十四粒

玉门不闭　产后玉门不闭，阴挺肿痛，用下方水煎，频洗自收。

硫黄三钱　吴萸二钱　菟丝子二钱　蛇床子钱半

鬼胎 鬼胎瘀血腹痛，面色青黄不泽，宜下方为末，蜜丸如梧子大，空心服三十丸。

雄黄五钱 鬼臼五钱 川芎七钱 水飞丹砂五钱

延胡索七钱 麝香一钱 姜半夏一两

四、杂症门

乳汁不下 产后无乳，宜用下方。服后乳通而不多，加七星猪蹄一只煎服。

黄芪五钱 当归二钱半 白芷二钱半 黄酒一盅

回乳 小儿断乳，须停止母乳者，用下方。

焦麦芽一两 枳壳二钱

乳痈 乳痈初起，用下方捣汁和热酒服，以渣敷乳即退。

蒲公英一两 金银花藤二两

乳胀 乳中作胀，甚则起核，宜下方长服。

青桔叶一两

阴痒 阴户作痒难忍，用下方煎汤频洗。

蛇床子一两 白矾二钱

阴肿 阴户发肿，多由湿气下注，宜下方煎汤熏洗。

白螺蛳壳 蛇床子 杉木片等份

阴挺 阴中突出一物五六寸，如蛇如菌，名曰阴挺。下方为末，温酒下二钱。

当归二两 黄芩二两 牡蛎两半 赤芍五钱

炙猬皮一两

阴疮 阴门生疮，作痒作痛，用下方煎汤，热熏温洗效。

蛇床子一两　花椒三钱　白矾三钱

阴户发热　阴户内发热而干燥者，肝火偏炽，宜服下方。若潮湿者，肝火挟湿，加黄连五分，黄柏、川楝子各钱半煎服。

生地三钱　阿胶钱半　女贞三钱

阴户寒冷　用下方绵裹纳入阴中，自然能温。

蛇床子末　白粉等份

第三章　幼科验方

一、初生门

不啼　初生无声，先用纸燃烟熏其鼻，继用下方灌之。

鲜菖蒲汁七滴

无皮　初生无皮者，宜下方扑身，或以粳米粉扑之，亦效。

生黄柏　　熟石膏　　珍珠等份

不乳　初生不能吮乳，须细察口中，有何别情，再与下方和乳点咽喉。

葛蔓灰一分

目不开　初生目不开，宜下方洗之。

黑羊胆汁七滴　川黄连三分

吐不止　初生吐不止，世人皆谓秽恶不咽，用镇坠之品，实非脏腑柔嫩者所宜，宜与下方灌之。

木瓜一钱　　生姜二片

不小便　初生不得小便，用下方煎洗外肾两胯。

凤仙根五钱　　凤仙叶三钱

不大便　儿生三四日不大便，名曰锁肚，宜用下方。

煨枳壳三钱　　甘草梢一钱

二、杂症门

胎痫 宜下方为末，麦冬汤调服。

琥珀 朱砂 全蝎等份

胎寒 小儿口冷，腹痛多啼，肠鸣下利，寒栗时发，握拳曲足，此因胎中受寒，急投下方。

白芍一钱 泽泻八分 甘草四分 肉桂三分
生姜一片

胎热 生后旬日间，儿多虚痰，气急喘满，眼闭目赤，遍身壮热，小便赤，大便闭，时惊，此因胎中受热，急投下方。

栝楼根末五分

胎黄 遍身面目皆黄，壮热，大便不通，小便如栀汁，乳食不思，啼哭不止，此胎黄之候，急服下方。

生地一钱 赤芍一钱 天花粉一钱 赤茯苓一钱
茵陈六分 当归八分 川芎八分 泽泻一钱
猪茯苓一钱 生甘草三分

夜啼 宜下方涂乳，令儿吮之。

灯草灰 辰砂末等份

乳积 下方浓煎汁服。

焦麦芽三钱

鹅口 口内白屑满舌，拭去复生，宜下方。

辰砂五分 滑石三钱 甘草六分 灯心草一札

弄舌 舌如蛇，心脾有热也，下方主之，并治吐舌。

生地二钱 淡竹叶一钱 木通五分 生甘草五分

肚皮青黑 小儿百日内，忽然肚皮青黑，危恶之候也，急进下方。

大青末三分

胎癣 宜下方煎汤洗浴，否则延及遍身。

藁本 僵蚕等份

疳积 疳积已成，百药不效，服下方甚验。法用下列各药为末，每服三分，用猪肝五钱，竹刀劈开，掺药在内，用米泔水煮熟，食肝饮汤。

赤石脂一两 海螵蛸一两 石决明一两 牡蛎一两
滑石一两 黄丹七钱 朱砂二钱半

食积 小儿食积，用下方健脾消食最妙。唯须白糖米粉和匀，焙作饼用。

锅焦一斤半 炒神曲二两 山楂二两 莲肉二两
炒砂仁一两 炙鸡内金五钱

羸瘦 小儿五疳，脾胃虚弱，身体日渐羸瘦，服下方无不见效，肥儿之金丹也。

炒山药二钱 炒白术钱半 蒸莲肉钱半 炒扁豆钱半
酒炒白芍钱半 炒山楂钱半 炒神曲钱半 炒使君肉钱半
炒麦芽钱半 茯苓钱半 当归钱半 陈皮一钱
炙甘草一钱 炒桔梗七分 胡黄连五分

痧疹 小儿咳嗽不已，而眼中水汪汪者，防出痧疹，急进下方清透之。如服后皮肤见有红点，即以芫荽泡汤洗其四肢，使之透足。

荆芥八分 牛蒡钱半 桔梗八分 蝉衣八分

大贝母三钱

慢惊 不拘小儿年龄，如遇久泻伤脾，渐成慢惊之症，速照下方煎服，屡验。

炒白术二钱 云茯苓三钱 炙甘草五分 土炒沙参三钱
熟附片七分 酒炒暹燕钱半 小川连五分 银柴胡七分
广木香八分 焦六曲三钱 麦冬一钱 淡吴萸四分
炮姜炭六分 车前子一钱 荷梗尺许

急惊 急惊痰壅，速用下方，以青蒿节内虫和药，研丸如麻子大，晒干。每岁一丸，人乳化服，便痰即愈。

轻粉五钱 水飞朱砂五钱

痧疹初发 小儿痧疹，百不免一，如初发热欲出未出者，服下方。

升麻三分 薄荷三分 生甘草三分 干葛八分
防风六分 桔梗六分 连翘六分 麸炒枳壳六分
荆芥穗六分 牛蒡子六分 前胡一钱 淡竹叶一钱

痧疹红肿 痧疹已出，红肿太甚，急投下方。

前胡七分 干葛七分 知母七分 连翘七分
桔梗七分 牛蒡子七分 玄参七分 淡竹叶一钱
酒川连三分 炒栀仁三分 生甘草三分 酒黄芩五分
木通八分 地骨皮八分 天花粉八分 灯心草五十寸

第四章　外科验方

一、消散门

无名肿毒　治一切无名肿毒，痈疽发背，宜用下方。用法将下药各研细末，瓷瓶收藏勿泄气。凡遇外症，以少许放膏药上贴之，未成可消，已成可溃，并可呼脓拔毒生肌。如已流脓成管者，以棉纸拈线做成药条插入，外盖膏药，亦可拔管生肌。

蜈蚣四钱　炒黄僵蚕二钱　炒全蝎四钱　炒蛇蜕二钱
蝉蜕四钱　五倍子一两　雄精二钱　炒穿山甲四钱
麝香一钱

险症　凡属外科险重之症，下方极神效。用法将下药研细末，黄蜡、人乳二味熬膏，同末和丸如黍米大。每服五丸，重者七丸，小儿三丸。冷病用葱汤，热病用新汲水送下，以被盖卧汗出为止。市间六神丸，即此方也。

熊胆一个　乳香一钱　没药一钱　鲤鱼胆三个
硇砂二钱　蟾酥二钱　狗宝一钱　醋炙蜈蚣七条
黄蜡二钱　当门子五分　轻粉一钱　雄黄一钱
白丁香四九个　头胎男乳一合　乌金石一钱　水银粉二钱

疔毒　疔毒初起，先用猪胆涂患处，内服下方。服法将下药同捣如泥，以飞面、陈醋煮糊为丸，如凤仙子大。不论何种疔疮，重者服二十三丸，轻者服二十一丸或十九丸，含在舌上，以热汤送下，服后打噎则愈。如泻更妙，候泻三四次后，以新汲水饮之，即止。

生雄黄三钱　生大黄三钱　生巴豆二钱

二、杂症门

湿疮　一切浸淫湿疮，脚丫湿烂肿疮湿癣等症，用下方共入锅煎枯去渣，再入锅下黄蜡三两，溶化收藏敷搽之。

黄连一两　大黄一两　黄柏八钱　茵陈六钱

麻油一斤

漆疮　肿痛者下方煎汤洗之。

银杏叶一两

冻瘃　肿而未烂，下方煎汤浸洗。

生附子三钱　当归二钱　红花一钱

杨梅疮　初起时用下方煎汤代茶，隔一日服一剂，连服七剂可痊愈。

金银花七钱　僵蚕七钱　皂角针七钱　蝉蜕七钱

杏仁七粒　土茯苓一两

瘌痢疮　剃头后用下方擦之。

大荸荠

疥疮　无脓者，用下方研细末冲水洗之。若有脓，则以皮丝烟末擦之。

硫黄少许

癣疮　宜用下方研细末擦患处。

雄黄一钱　滑石一钱　硼砂一钱

羊须疮 用下方烧灰，麻油调搽擦。

旧棉絮胎少许

游风 宜下方研细末，陈香油调搽。

炙鳖甲一钱 扫盆钱半 血丹一钱 铅粉一钱

冰片二分

烂腿 烂腿久不愈者，用下方研末，麻油调敷效。

白炉甘石少许

喉痛 风热上壅，头目不清，咽喉肿痛，口舌生疮，用下方研末。蜜丸芡实大，不拘时噙化服。

薄荷七两 桔梗二两三钱 砂仁二两三钱 柿霜二两半

百药煎二钱半 甘草二两八钱 青黛钱半 川芎一两四钱

硼砂一钱 玄明粉一钱 冰片五分

乳蛾 缠喉风、双单乳蛾用下方吹喉中，吐出痰涎即愈。

壁钱七片，煅 白矾七分，煅 灯草灰三分 焙指甲二个

冰片一分

耳疳 耳内闷肿出脓，名曰耳疳。下方和匀，滴少许于耳内。

冰片二分 桃核仁油一钱

鼻痔 鼻内生息肉，不闻香臭，下方为末绵裹塞鼻中，须臾即通。

瓜蒂 细辛 煅矾石等份

目赤 眼目赤肿，弦烂流泪，或痛或痒，昼不能视，夜恶灯光，下方细末为膏。每含少许，或点目中。

羯羊胆汁 蜂蜜等份

牙痛 凡风火虫牙作痛，用下方研末涂。

酒化蟾酥五分 五灵脂一钱 麝香三分

三、损伤门

跌打损伤 用下方研细末，每服七厘，甚神。

飞辰砂二分 当门子分二厘 冰片分二厘 净乳香钱半

明没药钱半 西红花钱半 血竭一两 儿茶二钱四分

刀伤出血 用下方研末，满盖伤口。若皮不破而青者，烧酒调敷。伤重者，黄酒冲服二三钱，虽极重之症，效验如神。

明天麻一两 羌活一两 防风一两 白芷一两

生南星一两 生白附子十二两

刀伤 刀伤出血者，用下方掺之极妙。

龙骨末少许

骨碎 骨被击碎，杂在皮肉中者，用下方捣敷一周时揭去。内已完好，再用五加皮两酒煎服，尽量饮醉睡为妙。

五加皮四两 雄鸡一只，六两，去毛连皮骨同捣敷

筋断 用下方捣汁微熬，涂伤处，其筋即续。

生蟹一只

汤火伤 外治以秋葵花香油浸之，涂伤处，立时止痛。再服下方，三剂可愈。

黑荆芥三钱 大黄五钱 当归四钱 生甘草五钱

黄芩三钱 防风三钱 黄芪三钱 茯苓三钱

第五章　急救验方

一、中毒门

中一切毒　下方通治金石草木鸟兽百药之毒，浓煎冷服，服时细细咽之。

大黑豆　生甘草等份

中鲜蘑菇毒　蘑菇为阴毒之物，禁用寒药，宜下方。

干姜　附子　人参　白术等份

中钩吻毒　钩吻与芹菜相似，惟芹有毛，误食面青唇紫，急取下方啖之。

葱涕

中食肉物毒　用下方捣汁饮。

芦根

中狼犬牛马毒　宜下方去皮捣烂，以沸汤绞汁饮之。

杏仁

中诸鸟毒　用下方冷水调服。

生扁豆末

中诸鱼毒　宜下方饮之，或用紫苏浓煎服，亦效。

橘皮汁　冬瓜汁　马鞭草汁　大豆汁等份

中溪水毒　急用下方煎服。

吴萸一钱　犀角末三钱　升麻三钱　陈皮三钱

乌梅七个　鲜姜七斤

中丹石毒　下方煮食，心腹鸣毒下而愈。

肥猪肉五斤　葱薤半斤

中砒霜毒　用下方水煎饮，立时大泻则生。

当归三两　大黄一两　白矾一两　生甘草五钱

二、误吞门

误吞铁针　用下方熔拈如针，凉水送下，能裹针而出。

灵磁石研细　黄蜡等份

误吞铁物　如铜钱铁物，宜下方细研，调粥三碗，食饱，每服二钱，其铁自下。

新炭皮

误吞钗环　宜下方煮熟切食，钗即随出。

薤白

误吞碗片　用下方炙炭研细，开水送下。

羊胫膏五钱

误吞木屑　喉呛不下，用下方磨水灌之。

铁斧

误吞蚂蟥子　肚腹作痛，急用下方为丸，分作四服，滚水下，即随泥解出。

水田泥一两　雄黄二钱

误吞诸骨　下方冷水煎服，骨自软下。

威灵仙两半　砂仁一两　砂糖一盏

三、咬伤门

人咬 用下方涂咬处，立刻止痛。

溏鸡矢

疯犬咬 下方以糯米一撮同炒，至米出烟为度。取米研末，冷水入麻油少许调服。二便利下恶物则愈。

番木鳖半个 斑蝥七个

恶犬咬 下方研贴患处。

瓦松一两 雄黄二钱 杏仁三钱

猫咬 用下方捣汁或研末掺，亦治爪伤。

薄荷

毒蛇蜈蚣咬 用下方研细，每服四钱，酒调服。

雄黄五钱 炙甘草五钱 白芷一两 乳香三钱

蜘蛛咬 缚定痛处，勿使毒行。急用下方酒服五钱至醉。疮出水即愈。

贝母末

蝎蜂螫 下方阴干为末，用水调涂。

蜀葵花 石榴花 艾心等份

刺毛螫 用下方酸醋捏成团，在痛处搓转，其毛自出。如肉已烂，海鳔蛸研末掺之。

伏龙肝